Traoré Mahamadou

Perfil epidemiológico da malária

Traoré Mahamadou

Perfil epidemiológico da malária

o centro de saúde comunitário de Mékin-Sikoro, na comuna I do distrito de Bamako, 2021

ScienciaScripts

Imprint
Any brand names and product names mentioned in this book are subject to trademark, brand or patent protection and are trademarks or registered trademarks of their respective holders. The use of brand names, product names, common names, trade names, product descriptions etc. even without a particular marking in this work is in no way to be construed to mean that such names may be regarded as unrestricted in respect of trademark and brand protection legislation and could thus be used by anyone.

Cover image: www.ingimage.com

This book is a translation from the original published under ISBN 978-620-6-70082-1.

Publisher:
Sciencia Scripts
is a trademark of
Dodo Books Indian Ocean Ltd. and OmniScriptum S.R.L publishing group

120 High Road, East Finchley, London, N2 9ED, United Kingdom
Str. Armeneasca 28/1, office 1, Chisinau MD-2012, Republic of Moldova, Europe
Printed at: see last page
ISBN: 978-620-7-63017-2

Conteúdo

DEDICACES

Em nome de Deus, Clemente e Misericordioso Louvado seja Deus, que me concedeu a oportunidade de ver este dia com saúde.

Dedico esta tese a : Allah Soubhana Wa t'Allah, de quem retirei toda a energia, inspiração e, sobretudo, a base espiritual necessária. É de ti que vimos e é a ti que imploramos ajuda, sem ti não estaria aqui hoje, dedico-te este trabalho e peço-te que me concedas a tua graça ao longo da minha carreira. Guiai-me para o bom caminho. **Paz e saudações ao profeta Maomé, à sua nobre família e aos seus companheiros.**

- **Para o meu pai: Kassoum Traore**

Querido pai, as tuas qualidades humanas, a tua perseverança e o teu perfeccionismo fazem de ti um exemplo de pai para mim. A educação rigorosa que deste aos teus filhos, o teu apoio, o teu encorajamento e os sacrifícios que fizeste por mim fizeram de mim o que sou hoje. Não teria conseguido ultrapassar o stress daqueles longos anos de estudo sem os vossos conselhos e as vossas orações. Hoje, não há palavras que possam exprimir a minha gratidão e o meu profundo amor por ti. Que Deus vos dê uma longa vida e boa saúde.

- **Para a minha mãe: Koule Traore**

Os teus sacrifícios, a tua dedicação, o teu espírito de luta, a tua preocupação com a minha educação e com o sucesso dos teus filhos fazem de ti uma mãe exemplar. Esta obra é também a coroa dos teus esforços e sacrifícios como mãe que nos ouve. Amo-te e amar-te-ei sempre. Esta obra é também tua; que o Todo-Poderoso te preserve do mal, te encha de saúde e te dê uma longa vida, para que nos possamos alegrar com o fruto desta obra.

- **Aos meus irmãos e irmãs TRAORE**

Aos meus outros irmãos e irmãs Os nossos pais sacrificaram-se para que pudéssemos ter uma boa educação e um futuro melhor. Chegou a altura de tentarmos retribuir-lhes todo o seu esforço. Este trabalho deve servir-vos de exemplo, e peço-vos que façam melhor do que eu; basta-vos um pouco de força de vontade e de amor pelo trabalho bem feito, e podem ter a certeza que têm a minha, porque unidos, para o bem ou para o mal, estamos condenados a trabalhar de mãos dadas para erguer bem alto o facho da família TRAORE. Esta obra é o fruto da nossa fraternidade. Que Deus nos faça filhos agradecidos e corajosos. Que os nossos laços de fraternidade se estreitem ainda mais!

Para as minhas avós

Yaye Soucko, Hawa Gakou, Fatoumata Dia dit Neh

Sempre nos apoiou, desde a minha infância até aos dias de hoje, e esta obra é também o fruto da sua orientação sem limites. Graças aos teus conselhos, aprendemos a cultivar a excelência e a ser maximalistas.

Que Deus te bënisse e te dê uma longa vida de santë!

- **Em memória do meu irmão, amigo e homónimo Mahamadou Traore**

Teria gostado tanto que estivesses comigo nesta ocasião, mas o destino decidiu de outra forma. Podes já não estar comigo fisicamente, mas estarás sempre no meu coração. Foste para nós um exemplo de coragem, de perseverança e de honestidade na execução das tarefas. Nunca poderei agradecer-te os esforços que fizeste para me acompanhar no difícil início dos meus estudos de farmácia. Deixaste-me um grande vazio.

Levar-te-ei para sempre no meu coração e rezarei a ALLAH todos os dias pelo descanso eterno da tua alma. Dors en paix que le tout puissant vous accueille dans son paradis. Amém

!!!
AGRADECIMENTOS

Gostaria também de agradecer aos meus queridos pais pelo seu inestimável amor, confiança, apoio e sacrifícios.

Gostaria de expressar os meus sinceros agradecimentos a :

■ **O meu Diretor, Pr Mahamadou Soumaiia Sissoko,** por ter aceitado supervisionar-me, pelos seus conselhos e, sobretudo, pela sua compreensão.

Gostaria também de agradecer ao **Dr. Yssouf Kone**, Diretor Técnico do Centro de Saúde Comunitário de Mekin-Sikoro (DTC), por me ter honrado ao aceitar supervisionar-me no seu departamento. Gostaria de lhe expressar a minha respeitosa gratidão pela sua disponibilidade e assistência, bem como a todo o pessoal do centro pela sua ajuda, apoio e encorajamento. Gostaria também de agradecer aos membros do júri pelo tempo que dedicaram à leitura do meu trabalho.

■ **Aos Professores Sory Ibrahima Diawara** e **Amadou Birama Niangaly**

Sempre respondeu com entusiasmo quando precisei de si. Gostaria de aproveitar esta oportunidade para vos agradecer por todos os vossos esforços em meu nome.

■ **Ao corpo docente e ao pessoal da Faculdade de Farmácia (F.A.P.H)** Pelo vosso ensino e formação científica. Para além do conhecimento, ensinaram-nos know-how e competências interpessoais. Estamos muito orgulhosos por termos sido um dos vossos alunos. Por favor, aceite a nossa sincera gratidão.

■ **Ao pessoal da ASACOMSI :**

Obrigado pela vossa cooperação e apoio

Menção especial ao pessoal do laboratório

A Sra. Sangare Aoua Soumare; o Sr. Abdoulaye Traore; a Sra. Konate Assetou Guindo, a Sra. Coulibaly Awa Togo e todos os estagiários do laboratório pelos seus conselhos e colaboração franca.

■ **Farmácia DI-DRUGSTORE :**

Pessoalmente ao promotor da Farmácia DI-DRUGSTORE

■ **Dra. Marie Germaine Constance Samake (Tanti)**

Gostaria de vos agradecer sinceramente a vossa colaboração na preparação deste trabalho. Queira aceitar a expressão da minha mais profunda gratidão.

Pelo acolhimento caloroso que me deu no seu departamento desde o início do meu curso de introdução à farmácia até aos dias de hoje.

Aceitem os meus sinceros agradecimentos !!!!

O pessoal do dispensário: Mme Samakë Aissata Sogore, Boukary Douyon, Constance N'Diaye, Ousmane Sanogo, Gangaly Sidibë, Amadou Diakite, Yacouba Diakite, Baba Traore, Amadou Diallo, Soumaila Sagara e Mme Toloba Sah Yanogue.

Obrigado pela vossa colaboração ao longo dos muitos anos que passámos juntos.

Ao Dr. Modibo Diakite, ao Dr. Amadou Mouhamed Kane, ao Dr. Amadou Bore, ao Dr. Abdouramane Traore, ao Dr. Fousseyni Kane, ao Dr. Boisse Traore, ao Dr. Balla Moussa Konte, ao Dr. Seydou Traore

Obrigado pelo vosso apoio generoso, este trabalho é fruto das vossas múltiplas formas de apoio e das vossas qualidades humanas,

■ **A todos os meus camaradas e amigos**

- I- Em particular aos membros do grupo dinâmico (Família GD) de **P14 (Samuel,**

Amadou Timbely dit Major, Mise, Mariam dite MC, Naba, Mina, Mai, N'Faly, Aziz e Awa Thiero)
- I- **Da décima quarta classe do Numerus Clausus (Promoção Pr Feu Drissa Diallo)**, pela sua cortesia, sentido de humor e boas maneiras;
- I- **A oportunidade** para a vossa simpatia ;
- I- **Desde a infância** pelo vosso sentido de boas maneiras; abster-me-ei de vos citar sob pena de omitir involuntariamente algum nome. Lembrar-me-ei sempre de vós como bons amigos com quem passei os momentos mais memoráveis da minha vida. Coragem e boa sorte na vossa vida profissional.
- **A todos os estudantes da FAPH** A memória do tempo passado convosco ficará sempre gravada na minha mente. Que Deus vos conceda sucesso e vida longa. Obrigado a todos vós.

Gostaríamos de expressar a nossa mais profunda gratidão a todos aqueles que contribuíram para a elaboração deste trabalho, direta ou indiretamente, e cujos nomes não são mencionados.

1 INTRODUÇÃO

A malária é uma eritrotopatia colisiva, fëbril, causada pela presença e multiplicação nos eritrócitos de um hematozoário do género *Plasmodium*, transmitida aos seres humanos pela picada infetante da fêmea do mosquito do género *Anopheles*.

Atualmente, a malária continua a ser um grande problema de saúde pública em todo o mundo, especialmente na África subsariana [1]. Até à data, foram encontradas cinco (05) espécies plasmodiais em seres humanos. Estas incluem : Plasmodium *falciparum, Plasmodium vivax, Plasmodium malariae,* o complexo *Plasmodium ovale* e *Plasmodium knowlesi.* Destes, *o Plasmodium falciparum* é o mais comum e o mais difundido na África Subsariana, particularmente no Mali, sendo responsável por 85-90% das infecções por malária, em comparação com 10-14% para o *P. malariae* e 1% para o *P. ovale* [2]. A malária é a principal endemia parasitária do mundo.

No seu relatório anual de 2022, a OMS estima o número de casos de malária em 247 milhões, incluindo 619 000 mortes. A região africana continua a suportar o fardo mais pesado da malária, com 234 milhões de casos e 593 000 mortes em 2021, e quase 80% de todas as mortes por malária na região foram em crianças com menos de 5 anos. Quatro países africanos são responsáveis por quase metade de todos os casos de malária no mundo: Nigéria (26,6%), República Democrática do Congo (12,3%), Uganda (5,1%) e Moçambique (4,1%). O Burkina Faso é responsável por 3,3%, o Mali por 3,1% e o Gana por 2,2% [3].

No Mali, a malária é o principal motivo de consulta nos estabelecimentos de saúde, representando 37,5% do total de consultas. De acordo com o sistema de informação sanitária local, em 2021, foram registados 3 147 804 casos confirmados de malária, incluindo 1 025 004 casos graves e, infelizmente, 1 301 mortes [4].

A sua prevalência nacional é de 19% em crianças com menos de 5 anos [5]. É responsável por 32% de todas as patologias e 22% de todas as mortes.

Várias estratégias recomendadas pela OMS foram adoptadas pelo Programa Nacional de Controlo do Paludismo (PNLP) do Mali para reduzir o fardo do paludismo. Trata-se de estratégias essencialmente curativas e preventivas que estão a ajudar a reduzir o fardo do paludismo em muitas regiões [6] :
- Prevenção através da utilização de redes mosquiteiras tratadas com inseticida de longa duração (REMILDs) ;

Pulverização intra-domiciliária com insecticidas (IDP);
- Tratamento preventivo intermitente em mulheres grávidas (TPI) ;
- Quimioprevenção da malária sazonal (CPS) em crianças e adolescentes

combinações tlierape'uticas à base de artemisinina (CTA).

No entanto, a malária continua a ser uma das principais causas de mortalidade infantil, matando uma criança em cada dois minutos em todo o mundo [7].

Os indicadores do paludismo permitem um controlo rigoroso da doença para avaliar a eficácia das várias medidas de prevenção e tratamento. Foram efectuados numerosos estudos transversais sobre os indicadores do paludismo no Mali. No entanto, este tipo de estudo, embora instrutivo, não fornece informações sobre a gestão do paludismo a nível das unidades de saúde.

Por conseguinte, realizámos este estudo para avaliar a gestão da malária no CSCOM de Mekin-Sikoro.

OBJECTIVOS :

1.1 Objetivo geral :

Avaliar a gestão da malária na população de Mёкт-Sikoro em 2021.

1.2 Objectivos específicos :

- Dёterminer la frequence du paludisme au CSCOM de Mёкт-Sikoro en 2021 ;
- Identificação do perfil clínico e biológico da malária no CSCOM de Mёкт-Sikoro em 2021;
- Dёcrire le schёma tlérapeutique utilisё au CSCOM de Mёкт-Sikoro en 2021 ;
- Dёterminer la frequence d'utilisation des mesures de prevention du paludisme par les patients/ accompagnants au CSCOM de Mёкт-Sikoro en 2021 ;
- Dё determinar os conhecimentos dos doentes/prestadores de cuidados sobre a forma como a malária é transmitida.

2 Informações gerais

2.1 Etimologia :

A malária, do latim "palus" (pântano), também appelë malaria, do italiano "mal'aria" (mau ar) é uma parasitose transmitida pela picada de um mosquito, *dAnopheles*, que se reproduz em zonas húmidas. Os parasitas responsáveis são protistas pertencentes ao género *Plasmodium*. É a doença infecciosa mais comum transmitida por vectores nas regiões tropicais quentes de África, da América Latina e da Ásia. Nestas regiões, as condições climáticas e ambientais são propícias ao desenvolvimento de mosquitos, nomeadamente de fêmeas de anopheles, o único vetor do *Plasmodium*. O Plasmodium é principalmente uma doença humana. No entanto, *o Plasmodium* também infecta aves, répteis, macacos, chimpanzés e roedores (animais de sangue quente) [8].

2.2 Antecedentes históricos:

A malária é provavelmente uma das mais antigas doenças humanas conhecidas, com manifestações clínicas que remontam à antiguidade. Os termos italianos Mal' aria, "mau ar", e o latim paludis, "pântano", foram escritos por Hipócrates (460-377 a.C.), entre outros, que também estabeleceu uma relação relevante entre a data e o local onde os doentes viviam quando morriam [9].

A presença de *P falciparum* foi demonstrada em múmias egípcias que datam de 3000 anos a.C. (Chastel, 2004). A partir do século IV, os chineses utilizaram a árvore Qinghaosu ou Artemisia annua pelas suas propriedades fëbrifugas. Em 1620, Don Francisco Lopez, o próximo pai Jë, reconheceu as propriedades curativas do pó de casca de cinchona e distinguiu entre febres que reagiram favoravelmente e aquelas que não reagiram. O "pó de Jësuites" foi um enorme sucesso, uma vez que a malária ёик estava generalizada na Europa na altura. Já em 1717, Lancisi incriminava os mosquitos, afirmando que "a malária é devida a um veneno de pântano transmitido por mosquitos que inoculam o sangue com maus humores".

Em 1820, Pelletier e Caventou isolaram dois alcalóides activos da cinchona, a quinina e a cinchonina. Em 1880, Alphonse Laveran, um médico militar francês, observou na Argélia elementos celulares intrareritrocíticos que não pertenciam a nenhuma liga hëmatológica; o parasita da malária foi descoberto. A distinção entre as espécies *Plasmodium malariae, Plasmodium vivax* e *Plasmodium falciparum* foi feita entre 1885 e 1890 por Golgi, Marchiafava, Grassi e Felleti em Itália.

Em 1897, o médico britânico Sir Ronald Ross, l'arгёe da Índia, provou o papel dos mosquitos na transmissão da malária aviária [10], e Giovanni-Batista Grassi, em 1898 em Itália, dëmonstrou que o anophële é o vetor da malária humana. Em 1900, Schaudinn descreveu e nomeou as fases do ciclo do *Plasmodium*. Em 1922, Stephens descreveu *o Plasmodium ovale*. Agora que o parasita tinha sido descoberto, o seu modo de transmissão tinha de ser determinado. A fase de divisão no fígado só foi identificada muito mais tarde, em 1948, por Short e Garnham. Assim, foi possível informatizar o conhecimento do ciclo do parasita e explicar as recaídas da doença observadas em certos casos.

A última fase do ciclo de vida, a presença de fases dormentes no fígado, foi demonstrada de forma conclusiva em 1982 por Wojciech Krotoski [11].

A Segunda Guerra Mundial impediu o acesso às plantações de cinchona na Indonésia, abrindo caminho para o desenvolvimento e a utilização dos primeiros antimaláricos sintéticos (4-aminoquinolinas). O controlo do vetor tornou-se possível graças à descoberta de insecticidas de ação remanescente, que permitiram erradicar a doença em zonas da Europa ainda afectadas e em certas ilhas. As resistências surgiram rapidamente, arruinando as experiências de erradicação da malária.

2.3 Epidemiologia :

2.3.1 Contexto epidemiológico :

Avaliam a frequência e a distribuição do paludismo numa dada população, permitindo definir diferentes níveis de transmissão e endemicidade e, assim, adaptar as estratégias de luta contra o paludismo ao biótopo em questão.

O paludismo afecta cerca de uma centena de países em todo o mundo, especialmente as zonas tropicais pobres da África, Ásia e América Latina. A epidemiologia da malária pode variar consideravelmente, mesmo numa área geográfica relativamente pequena. É influenciada por factores relacionados com o hospedeiro humano, o vetor, o parasita e factores ambientais. Trata-se essencialmente de factores genéticos que influenciam a suscetibilidade do hospedeiro às infecções plasmodiais, as capacidades vectoriais dos anopheles e a sua resistência aos insecticidas, a capacidade de resistência dos parasitas aos medicamentos antimaláricos e a evasão do sistema imunitário do hospedeiro. Pensa-se que os factores ambientais, nomeadamente o clima, a pluviosidade e o relevo, influenciam a sobrevivência dos vectores. As alterações bruscas dos factores ambientais estão na origem das epidemias de malária.

A ëpidëmiologia da malária envolve o estudo de quatro (4) elementos cuja reunião simultânea é essencial para o desenvolvimento da doença:

- A presença de homens portadores de gametócitos *de Plasmodium* no seu sangue periférico,
- A existência de uma população de vectores de anophëles,
- A presença de homens receptivos ao *Plasmodium,*
- Condições ecológicas favoráveis

2.3.2 Distribuição geográfica :

A malária está disseminada por todo o mundo intertropical, sendo as três principais zonas de elevada transmissão a África Subsariana, o Sudeste Asiático e a América do Sul. Existem atualmente 87 países onde a malária é endémica ou onde a transmissão é contínua. Dos países afectados pela malária, 46 notificaram menos de 10 000 casos de malária em 2019, em comparação com 26 países em 2000. No final de 2020, 24 países tinham comunicado uma interrupção da transmissão da malária durante pelo menos três anos, 11 dos quais foram certificados como livres de malária pela OMS [12].

Europa :

A malária foi erradicada na Europa, incluindo os Açores, as Ilhas Canárias, Chipre, a Europa de Leste e a parte europeia da Turquia. Em 2011, *o P. vivax* reapareceu na Grécia (casos autóctones). É de notar que os casos de paludismo aeroportuário são por vezes descritos em ligação com a importação de mosquitos infestados na bagagem ou nas cabinas dos aviões provenientes de zonas endémicas.

América :

Nas Américas, registou-se um aumento da transmissão no Brasil, na Nicarágua e especialmente na Venezuela, onde a situação está claramente a deteriorar-se. Existe uma elevada proporção de infeção por *P. vivax* (na Guiana Francesa: *P. falciparum*: 45%, *P. vivax*: 55%) [13].

Ásia :

Todo o Sudeste Asiático (Myanmar, Sul da China, Tailândia, Vietname, Camboja, Laos,

Malásia, Indonésia e Filipinas) é endémico em relação à malária causada por : *Plasmodium falciparum, Plasmodium vivax* e *Plasmodium knowlesi*. As outras regiões e a península indiana são

P. *vivax* e P. *falciparum*, mas não são afectados pelo fenómeno da multirresistência. A transmissão na Ásia assume a forma de surtos: disseminados em áreas rurais em zonas montanhosas arborizadas. Todas as principais cidades asiáticas estão livres da doença (exceto as cidades indianas).

Oceânia :

A transmissão é heterogénea. Algumas zonas, como a Nova Gurnee, as Ilhas Salomão e Vanuatu, estão livres da doença, enquanto outras, como a Polinésia Francesa, a Nova Caledónia, Wallis e Futuna, Fiji, o Havai, a Austrália e a Nova Zelândia, estão completamente livres **[13]**.

Próximo e Médio Oriente :

O Plasmodium falciparum ocorre na costa ocidental da Península Arábica e no Iémen. Todas as cidades estão livres da doença, tal como o Barém, Is^l, Jordânia, Líbano, Kuwait e Qatar. O risco é baixo noutros Estados, como a Síria, o sudeste da Turquia, os Emirados Árabes Unidos e Omã **[13]**.

África:

O paludismo existe em pequena escala no Norte de África, onde se encontram as espécies *P vivax* e *P malariae*. Está disseminado em toda a África intertropical, onde coexistem *P falciparum, P. ovale* e, em menor escala, *P. malariae*. Em certas zonas da África Oriental, também se encontra *P. vivax*. A transmissão é intensa em Madagáscar, onde coexistem as quatro espécies. De um modo geral, as zonas de grande endemicidade em África começam na sub-região do Sara e estendem-se até à zona equatorial.

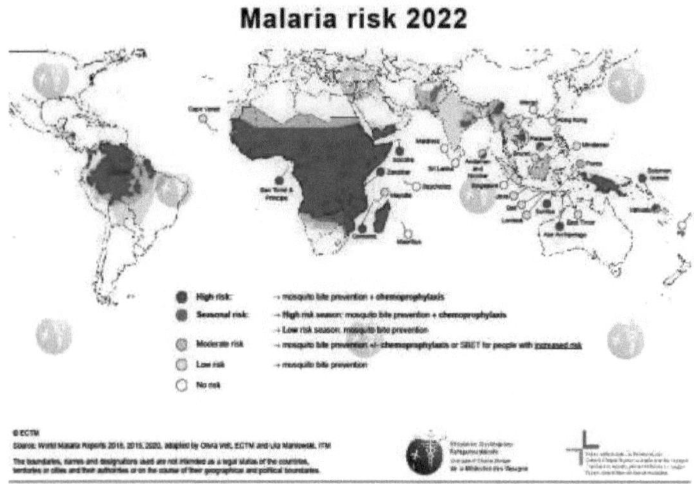

Figura 1: Distribuição geográfica da malária no mundo

Disponível em: https://www.wanda.be/fr/a-z-index/malaria-carte-du-monde

No Mali, existem 5 tipos epidemiológicos de transmissão do paludismo [15].

> Uma zona Sudanesa-Guianesa com transmissão sazonal que dura 6 meses. A malária é holoendémica com um Índice Plasmódico (IP) de cerca de 85% de junho a novembro. A premunição é adquirida por volta dos 5 anos de idade.

> Uma zona de transmissão sazonal curta, de 3 a 4 meses. Corresponde à zona norte do Sudão e ao Sahel. Aqui, o paludismo é hiperendémico, com um índice plasmódico que varia entre 50 e 75%. A premunição é atingida por volta dos 9 anos de idade, e a neuromalária é uma das complicações mais frequentes entre os 1 e os 9 anos de idade.

> As zonas de transmissão bi ou multimodal incluem o delta interior do rio Níger e as zonas das barragens: Sëlinguë, Manantali e Markala. A malária é endémica nestas áreas, com uma taxa de prevalência inferior a 40%. A prevalência da anemia da malária é muito elevada no grupo etário inferior a 9 anos.

> Zonas pouco propícias ao paludismo: zonas urbanas (Bamako, Mopti, etc.). O paludismo nestas zonas é hipoendémico, com um IP inferior a 10%. Os adultos em Bamako também estão em risco de paludismo grave.

> Uma área de transmissão esporádica ou mesmo epidémica correspondente às regiões do norte e a certas localidades nas regiões de Koulikoro e Kayes (Nara, Nioro, Diëma, Yëlimanë, Kayes). O lP é inferior a 5%. Todos os grupos etários estão em risco de malária grave. Uma precaução parйcиHёre deve ser tomada sempre que estas populações migrarem para o sul do país; mesmo os adultos nesta área estão em risco de malária grave e complicada.

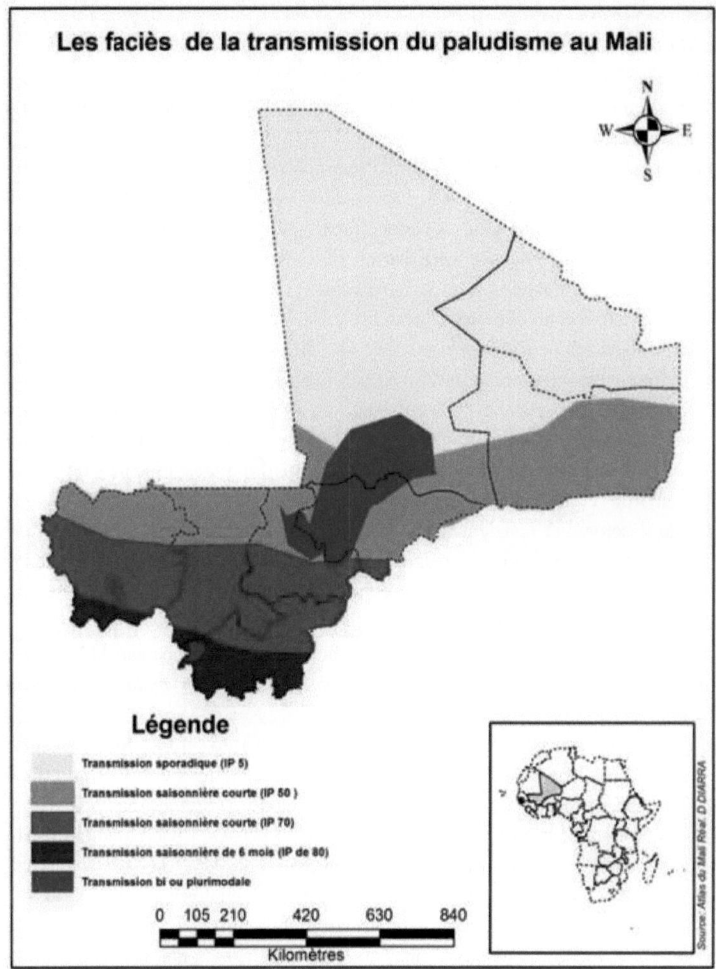

Figura 2: Estratos ëpidëmiológicos por número de meses de transmissão.

Fonte: USAID: Relatório da implementação da DPC para as crianças com idades compreendidas entre os 3 e os 59 meses ao nível do distrito sanitário de Kita, Região de Kayes, 2014.

2.3.3 Agentes patogénicos :

Classificação taxonómica de *Plasmodium* :

Subgrupo: *Protozoários*

Filo : *Apicomplexa*

Classe: *esporozoários*

Subclasse: *Coccidia*

Superclasse: *Eucoccidia*

Ordem: *Eucocciddida*

Subordem: *Haemosporina*
Família: *Plasmodiidae*
Género: *Plasmodium*
Espécies: *P. falciparum, P. vivax, P. ovale* (subespécies *P ovale Walkeri, P. ovale curtisi), P. malariae, P. knowlesi.*

A malária é causada por parasitas do género *Plasmodium* e transmitida por mosquitos fêmeas pertencentes ao género *Anopheles. Os Plasmodium* são protozoários pertencentes ao filo Sporozoa, à ordem *Haemosporidae*, à classe *Haemosporidae* e à família *Plasmodidae*. Para que a malária se desenvolva, são necessários três intervenientes: o agente patogénico (o parasita), o vetor (o mosquito) e o hospedeiro (o homem). Para além destes três intervenientes, existem condições ecológicas favoráveis.

Existem muitas espécies de *Plasmodium* (mais de 140), que afectam várias espécies animais, mas as mais frequentemente encontradas em patologia humana são: *P. falciparum, P. vivax, P. ovale curtisi (Poc), P. ovale wallikeri (Pow), P. malariae, P. knowlesi.* As duas últimas espécies são parasitas geralmente descritos em macacos asiáticos, mas que foram recentemente descobertos em seres humanos [7]. As diferentes espécies de *Plasmodium* diferem de acordo com critérios biológicos e clínicos, distribuição geográfica e a sua capacidade de desenvolver resistência aos medicamentos antimaláricos. *O P. falciparum* é a espécie mais comum em África, é responsável por formas clínicas potencialmente fatais, especialmente em grupos vulneráveis, e é a espécie mais implicada na resistência aos medicamentos antimaláricos [16].

As cinco (5) espécies de plasmódios que infectam os seres humanos são [17]: *Plasmodium falciparum, Plasmodium vivax, Plasmodium ovale, Plasmodium malariae e Plasmodium knowlesi.*

Plasmodium falciparum: É responsável pela febre maligna do terço [18]. É a espécie mais temida e a mais difundida. É responsável pela quase totalidade dos casos de paludismo e é a espécie de plasmódio mais difundida e temível do mundo, sobretudo nas zonas tropicais e subtropicais. Representa 85-90% da fórmula do parasita no Mali. É o parasita do paludismo mais frequente na África subsariana. Foi responsável por 99% dos casos de paludismo estimados em 2016. A transmissão é anual nas regiões equatoriais, com surtos sazonais, enquanto nas regiões subtropicais ocorre apenas durante os períodos quentes e húmidos.

O P. falciparum é responsável por formas clínicas potencialmente fatais, em particular a neuromalária. O período de incubação é de 7-12 dias [19].

O Plasmodium vivax [20] é a segunda espécie mais comum de parasita da malária humana, afectando cerca de 75 milhões de pessoas por ano. No entanto, é muito raro na África Ocidental e Central, devido à elevada prevalência do fenótipo Duffy-negativo (sobretudo africanos ocidentais), que não possuem o recetor de membrana necessário para a infeção por *P. vivax*. Recentemente, foram descritos casos de infeção por *P. vivax* em África [21]. **As** manifestações clínicas associadas ao *P. vivax* são classicamente consideradas benignas, mas por vezes com recaídas. O período de incubação é de 11 a 13 dias, frequentemente com recaídas tardias [19].

Plasmodium malariae Ocorre muito mais esporadicamente em África, representando 10-14%, e é o agente da febre de quarentena. É principalmente responsável por recaídas muito tardias (até 20 anos após o regresso da zona endémica).

Os mecanismos fisiopatológicos destas formas tardias não estão completamente elucidados, embora alguns sugiram a presença de merozoítos latentes no trato linfático. As manifestações clínicas da infeção são benignas, mas podem por vezes levar a complicações renais. O período de incubação pode variar de 15 a 21 dias.

Descoberto em 1880 pelo francês Alphonse Laveran, distingue-se dos outros três plasmódios humanos pelo facto de se desenvolver lentamente, devido a uma esquizogonia menos pronunciada.

prolífico. O ciclo assexual dura 72 horas em vez de 48 horas nas outras três espécies;

É por isso que a doença semelhante à malária que lhe é atribuída é conhecida como febre de quarteirão.

Todas as fases (trofozoítos, esquizontes, gametócitos) encontram-se no sangue periférico. Ao microscópio de luz, num esfregaço fino ou espesso corado com Giemsa, os trofozoítos jovens encontram-se em anéis e, nesta fase, não diferem das formas correspondentes de *P. vivax*, mas os parasitas não demoram a alongar-se e a espalhar-se em bandas transversais, características desta espécie. Observa-se um anel espesso, de cor azul escura. O pigmento hemozoína (amarelado) aparece muito cedo e é mais visível do que noutros parasitas. Os gametócitos assemelham-se aos do *P. vivax*, mas são mais pequenos e mais pigmentados. Os eritrócitos parasitados mantêm a sua forma habitual (esfregaço fino). *O P. malariae* pode sobreviver durante muito tempo no sangue periférico (10 anos ou mais) com um nível baixo de parasitemia, produzindo ocasionalmente um recrudescimento dos sintomas clínicos [22].

Plasmodium ovale*:* representa menos de 1%. É responsável pela febre benigna da terceira fase. Encontra-se principalmente em regiões onde *o P vivax* está ausente ou é raro (África negra). Esta espécie não mata, mas provoca recaídas vários anos (2 a 5 anos) após a inoculação de esporozoários **[23]**.

Plasmodium knwolesi*:* responsável pela malária dos macacos, cuja transmissão ao homem foi recentemente demonstrada.

A P. cynomolgi infecta macacos macacos, tal como *a P. knowlesi*, e encontra-se principalmente no Sudeste Asiático.

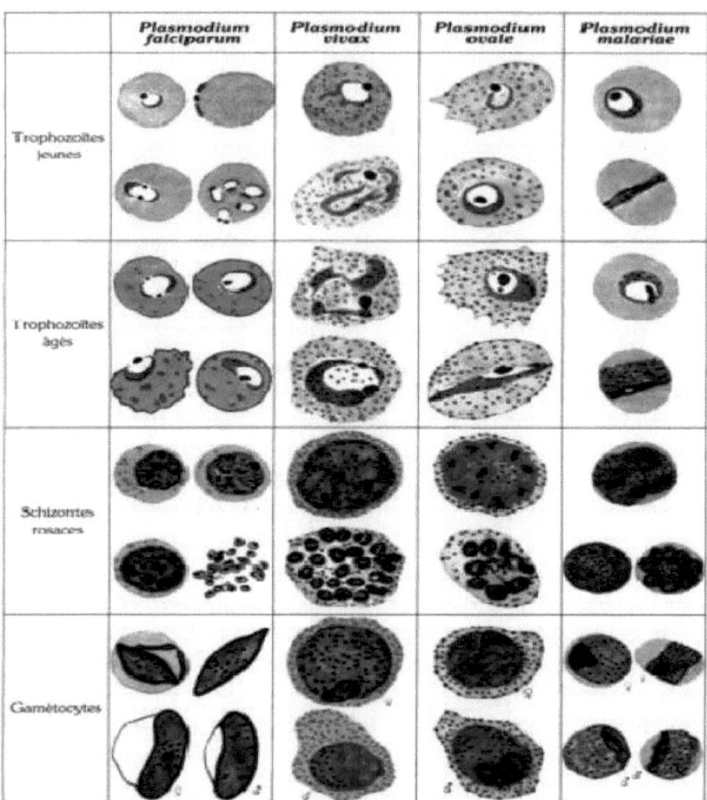

Figura 3: *Plasmodium* em várias fases. Aspectos em esfregaço fino.
Fonte: Anne-Marie Deluol, H. Levillayer, Jean-Louis Poirot.

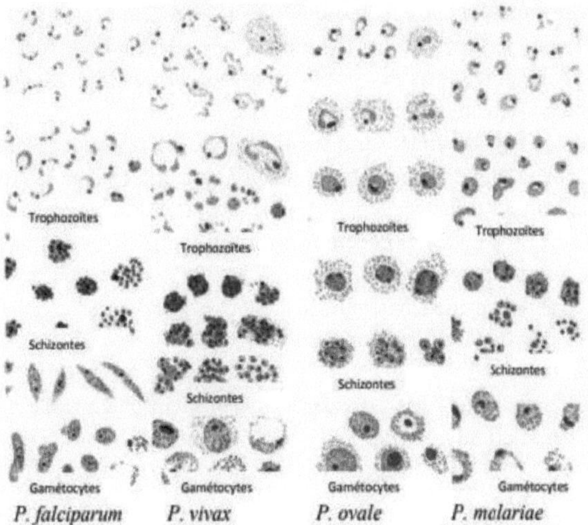

Figura 4: *Plasmodium* em vários estágios. Aspectos em esfregaços ëpais.

<u>**Fonte:**</u> F. Castelli, G. Carosi

2.3.4 Vectores :

O vetor da malária é um mosquito *culicídeo* do género *Anopheles*. Existem muitas espécies de vectores, que são tanto mais formidáveis quanto são muito sensíveis ao homem (espécies antropofílicas). Alimentam-se e repousam nas casas (espécies endofílicas ou domiciliárias). Apenas a fêmea hematófaga é responsável pela transmissão.

Até à data, foram identificadas 484 espécies, mas apenas cerca de sessenta delas são vectores da malária nos seres humanos. O principal vetor envolvido é o Anopheles gambiae no continente africano, onde coabita com o A. *funestus* e o A. *arabiensis* **[24]**.

No Mali, os membros do complexo Anopheles *gambiae s.l e Anopheles funestus* transmitem o paludismo geralmente entre as 18 e as 6 horas da manhã **[25]**.

A natureza do solo, o regime de chuvas, a temperatura e, por conseguinte, a altitude, a vegetação natural ou a agricultura, tornam os ninhos aquáticos mais ou menos adequados para o desenvolvimento das espécies de vectores. Assim, algumas espécies conseguiram adaptar-se a ambientes específicos, como o ambiente urbano. O desenvolvimento e a longevidade dos anopheles dependem da temperatura, com um ótimo entre 20 e 30°C para uma duração de vida de cerca de 30 dias **[26]**.

2.3.5 Transmissão da malária

Todas as espécies de vectores da malária picam entre o anoitecer e o amanhecer. A intensidade da transmissão depende de factores relacionados com o parasita, o vetor, o hospedeiro (homem) e o ambiente. *Os anopheles* põem os seus ovos na água. Estes ovos eclodem em larvas e depois transformam-se em mosquitos adultos. As fêmeas dos mosquitos procuram uma refeição de sangue para alimentar os seus ovos. Cada espécie tem as suas próprias prëfërências relativamente ao seu habitat aquático; algumas, por exemplo, preferem pequenos quant^s de água doce pouco profundos, como poças e pegadas de animais, que se encontram em abundância durante a estação das chuvas nos países tropicais. A transmissão é mais intensa onde as espécies de mosquitos tęm uma vida longa (permitindo que o parasita complete o seu ciclo de desenvolvimento no interior do mosquito) e onde tendem a picar seres humanos em vez de animais. O longo período de vida e a elevada prevalência de espécies vectoras africanas nos seres humanos são algumas das razões pelas quais cerca de 90% dos casos de malária em todo o mundo ocorrem em África [27].

A transmissão também depende das condições climáticas que podem influenciar a abundância e a sobrevivência dos mosquitos; por exemplo, os padrões de precipitação, a temperatura e a humidade. Em muitos locais, a transmissão é sazonal, com um pico a ocorrer durante ou logo após a estação das chuvas. Os surtos de paludismo podem ocorrer quando o clima e outras condições favorecem subitamente a transmissão em zonas onde as populações têm pouca ou nenhuma imunidade. As epidemias de paludismo também podem ocorrer quando pessoas com baixa imunidade se deslocam para zonas de transmissão intensa.

2.3.6 O ciclo evolutivo do *Plasmodium* :

O ciclo desenrola-se sucessivamente no macho (fase assexuada no hospedeiro intermediário) e no anófito (fase sexual no hospedeiro definitivo) [28].

Nos seres humanos

O ciclo divide-se em duas fases:

• A fase hëpática ou pré-eritrocítica ou exoreritrocítica corresponde à fase de incubação, clinicamente assintomática;

• A fase sanguínea ou ërythrocytic, que corresponde à fase clínica da doença.

A fase hepática: Os esporozoítos inoculados pela fêmea do anopheles durante a sua refeição de sangue permanecem na pele, linfa e sangue por um máximo de trinta minutos. Muitos são dëtuit por macrófagos, mas alguns conseguem atingir os hepatócitos [28]. Transformam-se em esquizontes pré-eritrocíticos ou "corpos azuis" (formas multinucleadas) que, após alguns dias de maturação, rebentam e libertam milhares de mërozoítos no sangue (10.000 a 30.000, dependendo da espécie).

No sangue, cada mërozoíto pënëtreats no glóbulo vermelho e torna-se um trofozoíto que cresce, formando um esquizonte e depois um corpo em roseta. Este rebenta, libertando mërozoítos que infestam novos glóbulos vermelhos. Estes transformam-se novamente em trofozoítos e depois em corpos em roseta que rebentam, infectando outros glóbulos vermelhos, e assim sucessivamente. O rebentamento síncrono dos corpos de roseta, a cada 48 ou 72 horas, dependendo da espécie, corresponde aos acessos febris. Após vários ciclos endo-eritrocíticos deste tipo, alguns trofozoítos transformam-se em gametócitos femininos e masculinos ingeridos pela fêmea do anopheles [29].

Nas infecções por *P. vivax* e *P. ovale*, a esquizogonia hepática retardada (hipnozoítos) pode levar à libertação de merozoítos no sangue vários meses após a picada do mosquito, explicando assim as recaídas tardias observadas com estas duas espécies [28].

A fase eritrocitária: Esta parte do ciclo corresponde à fase clínica.

Os merozoítos libertados durante a fase hepática penetram nos glóbulos vermelhos. A penetração do merozoíto no eritrócito e a sua maturação num trofozoíto e depois num esquizonte depende da espécie e leva à destruição do glóbulo vermelho do hospedeiro e à libertação de 8 a 32 novos merozoítos [28]. Estes merozoítos penetram em novos glóbulos vermelhos e iniciam um novo ciclo de replicação.

Após um certo número de ciclos eritrocíticos, ocorre a gametocitogénese. A gametocitogénese é um processo que leva alguns parasitas a interromperem o ciclo celular e a iniciarem uma fase de diferenciação celular em formas sexuais.

Os mecanismos pelos quais o merozoíto se diferencia num gametócito são pouco conhecidos. O principal marcador de compromisso com a via gametocítica é o desenvolvimento de um vacúolo e de microtúbulos responsáveis pelo alongamento e simetria do microrganismo [30]. O número de gametócitos é geralmente muito inferior ao das fases assexuadas, na ordem de 1 a 3 gametócitos por 100 trofozoítos [31].

Nas fêmeas de anopheles
Na fêmea do anopheles, que é o único mosquito matófago, tem lugar um ciclo sexual ou esporogonia. O mosquito suga o sangue que contém gametócitos de seres humanos. O gametócito masculino emite 6 a 8 gâmetas flagelados que fecundam os gâmetas femininos para dar origem a uma unidade reprodutora denominada ookinete. Este ovo móvel atravessa a parede gástrica do anopheles e encistará no exterior, formando um oocisto. No interior do oocisto, os núcleos dividem-se, produzindo centenas ou milhares de esporozoítos que chegam às glândulas salivares do mosquito. O mosquito é então infestante e pode transmitir a malária a um indivíduo recetivo quando picado. A duração média do ciclo esporogónico é de quinze dias, mas pode variar de dez a quarenta dias, dependendo da temperatura, da humidade e das espécies de anófeles e plasmódios envolvidas.

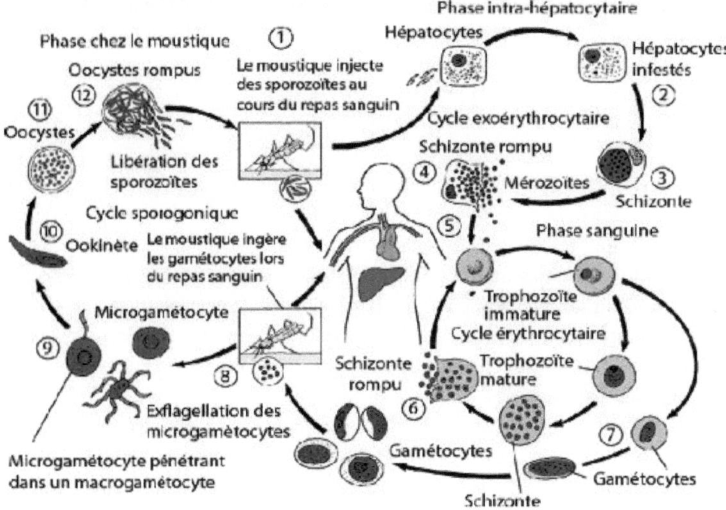

Figura 5: Ciclo de vida *do Plasmodium*
Fonte: https://www.merckmanuals.com/fr-ca [32] ANOFEL 2014

2.3.7 Fisiopatologia da malária :
A fisiopatologia da malária é ainda mal compreendida, mas as repercussões da infeção por malária em certos órgãos foram bem descritas:

O sangue
A fase de esquizogonia ëritrocítica leva à hemólise responsável por uma anemia grave, que se instala progressivamente em mulheres grávidas e crianças pequenas. A hemoglobina destruída pela hemólise é convertida em bilirrubina no fígado. Como a bilirrubina é produzida nas excës, é eliminada pelo fígado, causando sobrecarga renal e resultando em hemoglobinúria.

Por outro lado, o parasita presente na hematita utiliza a lierna e faz com que ela se precipite na forma de grânulos de pigmento chamados hemozoína, cuja libertação quando o eritrócito rebenta é parcialmente responsável pelo fiëvre. O pigmento, acumulado no citoplasma do esquizonte, é libertado para o plasma quando os merozoítos são libertados. É então fagocitado por monócitos-macrófagos e polinucleares neutrófilos (leucócitos melaníferos).

As plaquetas são sequestradas por mecanismos que ainda não são claros e que são provavelmente imunológicos. A consequência é a trombocitopenia, um distúrbio biológico frequente e precocemente observado durante um ataque de malária.

- **Baço**

O baço aumenta de volume em caso de infecções, de anemia e de cancro em certos indivíduos que vivem numa zona onde se torna mole e congestivo. Este aumento de volume é causado pela hipertrofia da polpa branca (linfócitos, células reticulares, macrófagos). O pigmento fagocitado pelos monócitos-macrófagos e pelos polinucleares neutrófilos acumula-se no baço, conferindo-lhe uma cor vermelha escura, por vezes castanha. Esta eritrofagocitose é acelerada por dois fenómenos: a ativação dos macrófagos e a ligação das imunoglobulinas à parede dos eritrócitos, infectados ou não. A rutura é fácil devido ao aumento da fragilidade da cápsula.

Histologicamente, na malária visceral em evolução, o baço é enorme, fibro-congestivo e escuro na secção, com hiperplasia linfoide e histiocítica, mas os parasitas são raros.

A esplenomegalia é um sinal que acompanha o desenvolvimento da parasitemia. Constitui a base de uma observação epidemiométrica: o índice esplénico. Este índice dá conta da frequência de baços aumentados numa população e é uma medida da endemia do paludismo numa determinada área.

Rins

A formação de complexos antigénio-anticorpo e a sua deposição na membrana basal provocam uma sobrecarga dos rins e uma redução da capacidade de depuração deste órgão, que já se encontra anormalmente sobrecarregado em caso de hemólise. Observa-se frequentemente trombose das arteríolas dos glomérulos renais, anoxia das células tubulares circundantes e sinais de glomerulonefrite. É possível a degenerescência local, levando à nefrose (uma complicação frequente na *P. malariae*). O principal perigo da febre biliosa hemoglobinúrica é a obstrução renal devido à destruição maciça de glóbulos vermelhos.

- **O sistema nervoso central**

A esquizogonia profunda do *P. falciparum* é a causa de complicações formidáveis, incluindo a malária cerebral. Esta consiste em tromboses capilares responsáveis por lesões vasculares e hemorrágicas, provocando alterações degenerativas nas células nervosas, rodeadas de infiltrados celulares. Existem várias teorias para explicar estes fenómenos:

• A presença de obstáculos mecânicos na circulação micro-capilar e venosa resulta na redução da deformabilidade dos eritrócitos parasitas e na formação de "rosetas" constituídas por um eritrócito parasita ao qual aderem eritrócitos normais por um mecanismo pouco claro (pensa-se que os antigénios e as imunoglobulinas expostos na sua superfície desempenham um papel). Estes fenómenos provocam uma redução do fluxo circulatório e um coma metabólico reversível [33].

• A adesão imunológica dos glóbulos do parasita ao endotélio vascular pós-capilar provoca uma grande desaceleração da circulação. Pensa-se que esta adesão depende de certas proteínas da superfície celular dos parasitas visíveis ao microscópio eletrónico (protuberâncias ou "knobs"), dos linfócitos T CD4+, de certas interleucinas, nomeadamente o

TNF, e de receptores endoteliais do tipo ICAM-1.

• Os sintomas incluem hemiplegia ou convulsões (áreas motoras), perturbações termorreguladoras com hiperpirexia (hipotálamo) e alteração progressiva da consciência se todo o cérebro estiver envolvido.

A placenta

As vilosidades da placenta estão rodeadas por grandes seios onde o sangue materno circula lentamente. Os espaços entre as vilosidades são um excelente refúgio para os glóbulos vermelhos parasitados pelo *P. falciparum*. A acumulação de glóbulos vermelhos parasitados, ligados uns aos outros e destruídos no local, cria uma necessidade de macrófagos. Este ingurgitamento pode provocar uma obstrução dos espaços intersticiais e uma trombose placentária. A redução das trocas freto-maternas é uma das razões pelas quais a quimioprofilaxia é recomendada para as mulheres grávidas: o seu objetivo é reduzir o número de parasitas em circulação.

A anemia resulta do rebentamento dos glóbulos vermelhos parasitados. A hepatomegalia e a esplenomegalia são devidas à hiperatividade do sistema monócito-macrófago responsável pela eliminação do pigmento da malária e dos resíduos eritrocitários [34].

2.3.8 Manifestações clínicas da malária

Acces malustre de primo-invasion a *P. falciparum* [35] :

Esta é a forma clínica mais frequente em França continental, uma vez que afecta indivíduos novos e não imunes, como os viajantes. Nas zonas endémicas, é observada em crianças pequenas.

- Incubação: Corresponde à duração da fase hepatocítica (7 a 12 dias para o *P. falciparum)* e é completamente assintomática.

- Invasão: caracteriza-se pelo aparecimento de uma febre súbita e contínua, frequentemente acompanhada de mal-estar geral com mialgias, cefaleias e, por vezes, problemas digestivos (anorexia, dores abdominais, náuseas, vómitos e, por vezes, diarreia). É o que se designa por "embaraço gástrico febril".

Nesta fase, o exame clínico é frequentemente normal e o fígado e o baço não são palpáveis. Mais tarde, o fígado pode aumentar de tamanho e tornar-se ligeiramente doloroso, o baço torna-se palpável após alguns dias, a urina é rara, escura e pode conter proteínas. Por vezes, observa-se uma mancha de herpes labial. O quadro clínico é, portanto, totalmente inespecífico, e o maior risco é o de "falhar o diagnóstico" se não houver registo de uma viagem a uma zona endémica. No entanto, o doente pode, em qualquer altura e no espaço de algumas horas, passar de um "ataque simples" (ou seja, sem complicações) para um ataque grave, que pode levar rapidamente à morte se não for tratado adequadamente. No início de um episódio, não existem dados epidemiológicos, clínicos ou biológicos que permitam fazer um prognóstico ou saber se um doente vai ou não desenvolver um caso grave. Consequentemente, o diagnóstico da malária é uma emergência médica: "qualquer febre num doente que regressa de uma zona endémica de malária é malária até prova em contrário".

Ataque de paludismo: Esta forma clínica corresponde à descrição da tríade clássica do ataque de paludismo: **"arrepios, calor, suores"** que ocorrem a cada 2 ou 3 dias. Na prática, só é tipicamente observada em infestações por *P. vivax, P. ovale e P. malariae,* após uma invasão primária não tratada, mas pode ocorrer muito depois do episódio febril inicial [36].

Malária grave:

A malária por *P. falciparum* em indivíduos não imunes (crianças pequenas em zonas endémicas, mulheres grávidas, expatriados, viajantes) é potencialmente fatal. A morte, quando ocorre, é secundária à falha de uma ou mais funções importantes, por vezes mesmo quando o tratamento etiológico se revelou eficaz. Só o início rápido de uma reanimação adequada pode salvar o doente. Por conseguinte, é absolutamente essencial conhecer os critérios de gravidade da malária *falciparum*, a fim de identificar os doentes que justificam uma hospitalização de urgência, se necessário numa unidade de cuidados intensivos. A malária grave pode, portanto, assumir várias formas clínicas, sendo a mais importante o envolvimento cerebral. O termo "paludismo cerebral" é utilizado para descrever todas as manifestações neurológicas resultantes do envolvimento cerebral durante os ataques de paludismo: perturbações da consciência, prostração e convulsões.

- O início pode ser gradual ou brutal, sendo o ataque pernicioso de início gradual marcado pelo aparecimento de febre irregular e de uma síndrome álgica difusa, associada a perturbações digestivas. O exame clínico pode já revelar uma componente neurológica, sugerindo a evolução para malária grave.

Na prática clínica: "qualquer doente que apresente perturbações da consciência ou qualquer outro sinal de disfunção cerebral no regresso de uma zona endémica de malária deve ser tratado como um caso de neuromalária com a máxima urgência". Um ataque pernicioso de início súbito resulta numa tríade de sintomas (febre, coma, convulsões), frequentemente acompanhada de dificuldade respiratória. É comum em crianças pequenas em áreas endémicas e pode levar à morte em poucas horas.

- Durante a fase de estado, a febre é geralmente muito elevada e o quadro neurológico frequentemente associado é :

• **Perturbações da consciência**: são constantes, mas de intensidade variável, indo da simples obnubilação ao coma profundo. O coma é geralmente calmo, sem rigidez do pescoço (ou muito discreto), sem fotofobia e acompanhado de abolição do reflexo corneano.

• **Convulsões**: muito mais frequentes nas crianças do que nos adultos; podem ser inaugurais. Podem ser generalizadas ou localizadas, espaçadas no tempo ou, pelo contrário, podem representar um estado convulsivo. Podem por vezes ser paucissintomáticas (lábios clónicos, músculos faciais, movimentos rápidos dos olhos, salivação excessiva). Devem ser distinguidas das convulsões hipertérmicas: para serem consideradas, devem ser repetidas ao longo do tempo (> 2/24 horas) com uma fase pós-crítica > 15 minutos.

• **Distúrbios do tónus**: o doente é geralmente hipotónico. A rigidez e o opistótono podem ser observados em formas muito avançadas e têm um mau prognóstico. Os reflexos osteotendinosos são variáveis, por vezes muito acentuados, excecionalmente abolidos (mau prognóstico).

• **Outros sinais clínicos associados**: os sinais neurológicos podem dominar o quadro clínico ou estar associados a outras manifestações viscerais. Praticamente todos os órgãos podem ser afectados, em especial os rins, os pulmões (risco de redema pulmonar) e o fígado. O quadro é por vezes de falência multivisceral. Por vezes, sem sinais neurológicos evidentes, observam-se formas graves, com anemia profunda (nas crianças) ou insuficiência renal aguda (nos adultos).

- Evolução

Se não for tratada, a neuromalária é fatal em dois ou três dias. Com um tratamento adequado, a taxa de mortalidade mantém-se elevada (10-30%). Quando este é conseguido, a recuperação é geralmente sem sequelas, exceto nas crianças (5-10% de sequelas definitivas). O prognóstico global depende essencialmente da rapidez do diagnóstico.

<u>**Critérios de gravidade da OMS**</u>

A OMS definiu critérios para a gravidade da malária em 2000. A presença de apenas um destes critérios, clínicos ou biológicos, combinada com a presença de *P. falciparum no* sangue, leva ao diagnóstico de paludismo grave, como mostra o quadro 1:

Tabela 1: Sëvëres formas de malária de acordo com a OMS em 2014 **[37].**

Perturbações da consciência	Pontuação de Glasgow modificada <9 em adultos e crianças com mais de 5 anos Pontuação de Blantyre <2 em crianças pequenas
Convulsões repetidas	> 2/ 24 horas (apesar da correção da hipertermia)
Prostração	Fraqueza extrema Ou nas crianças: incapacidade de se sentar, no caso de uma criança com idade suficiente para o fazer, ou de beber, no caso de uma criança demasiado nova para se sentar.
Dificuldade respiratória	Definição clínica
Ictere	Clínico ou biológico (bilirrubina >50 pmol/L)
Hemoglobinúria macroscópica	Urina vermelha escura ou preta; hemoglobinúria ou mioglobinúria na vareta. Ausência de hematúria microscópica.
Colapso circulatório	PAS<80mmHg em adultos PAS<50mmHg em crianças
ffideme pulmonar	Definição radiológica
Hemorragia anormal	
Anemia grave	Adulto: Hb <7g/dl ou Hte <20%. Criança: Hb <5g/dl ou Hte <15%.
Hipoglicemia	Glicose no sangue <2,2 mmol/L
Acidose metabólica	Ph <7,35 ou bicarbonatos <15mmol/L
Perturbações da consciência	(pontuação de Glasgow 9)
Hiperparasitemia	>40% de indivíduos não imunes
Insuficiência renal	Creatinemia > 265 pmol/L após reidratação Ou diurese < 400 ml/24h em adultos (<12mL/kg/24h em crianças)

<u>Orientações políticas nacionais sobre o diagnóstico e o tratamento dos casos de paludismo nos centros de saúde do Mali:</u>

Os ComHCs, que são o primeiro nível de contacto entre os serviços de saúde e a população, devem estar equipados com os meios para diagnosticar o paludismo biologicamente (instalações de laboratório para testes de gota espessa e de esfregaço, e kits de testes de diagnóstico rápido). Gerem os casos de paludismo sem complicações e encaminham os doentes logo que aparecem sinais de perigo. Também tratam de casos de paludismo no resto da população, incluindo mulheres grávidas, de acordo com as normas definidas na política

nacional.
2.3.9 Diagnóstico biológico
O diagnóstico da malária consiste em identificar as formas sanguíneas do parasita. As amostras de sangue devem ser colhidas o mais próximo possível do pico térmico [38].
2.3.9.1 Diagnóstico direto :
Trata-se do exame ao microscópio ótico de amostras de sangue colhidas de preferência antes de qualquer tratamento antipalúdico, aquando dos picos febris.

- Gota espessa (GE)

Teste de referência da Organização Mundial de Saúde (OMS), é amplamente utilizado para o diagnóstico de rotina. A sua sensibilidade (2 parasitas por mm3) é 10 a 20 vezes superior à do esfregaço fino (20 parasitas/pl detectáveis).

O procedimento consiste em retirar uma gota de sangue de uma picada no dedo numa lâmina de um objeto e desfibrilhá-la imediatamente através de um movimento em espiral com o canto de outra lâmina que ainda não esteja a ser utilizada. Este movimento permite espalhar o sangue numa área com cerca de um centímetro de diâmetro. A amostra é seca e depois corada, sem fixação prévia, com uma solução aquosa de Giemsa, que tem uma ação corante. Após a coloração, apenas os leucócitos e os eventuais parasitas permanecem na lâmina. A gota de sangue espessa é utilizada para cobrir um volume maior de sangue para efetuar o diagnóstico e evitar a perda de *Plasmodium*.

Um teste negativo deve ser repetido dentro de 12 a 24 horas, se a suspeita clínica persistir.

- Esfregaço fino (FM): Utilizado para estudos morfológicos de hematozoários e diagnóstico diferencial entre espécies plasmodiais.

A lâmina é corada pelo método de May-Grunwald-Giemsa ou com Giemsa após fixação com álcool. Os parasitas, corados a vermelho (núcleo) e a azul (citoplasma), encontram-se no interior dos glóbulos vermelhos (não há hemólise nesta técnica). No entanto, a quantidade de sangue examinada é inferior à de uma gota espessa, pelo que este método pode não funcionar nos casos em que a parasitemia é baixa.

A sua desvantagem é que não detecta a parasitemia de baixa densidade (100 a 300 parasitas/microlitro de sangue). A abordagem diagnóstica ideal envolveria o exame microscópico de um esfregaço de sangue e de uma gota espessada (Revisão de 2007 da Conferência de Consenso de 1999).

O QBC (Quantitative Buffy Coat)

Trata-se de um método de imunofluorescência direta. O princípio envolve a concentração de uma pequena quantidade de sangue por centrifugação num tubo de micro-hematócrito. Os glóbulos vermelhos parasitas encontram-se também na interface entre os leucócitos e os glóbulos vermelhos sãos. A acridina laranja, um agente intercalante de ácido nucleico específico, contida nos núcleos faz com que o parasita fluoresça a verde ou amarelo-alaranjado dentro do glóbulo vermelho. É de interesse nas formas pauciparasitárias, para monitorizar a evolução da infeção [39].

O seu principal inconveniente é a dificuldade de estabelecer um diagnóstico da espécie. Além disso, a necessidade de um microscópio de fluorescência pode limitar a aquisição deste dispositivo para pequenas estruturas.

Deteção de antigénios da malária por testes de diagnóstico rápido (RDT)

Os testes de diagnóstico rápido (RDT) facilitaram o acesso ao diagnóstico, invertendo o paradigma de "qualquer doente febril é considerado como tendo paludismo" em zonas onde a microscopia não estava disponível [40][41].

Existem vários testes deste tipo no mercado. Baseiam-se no princípio da imunocromatografia, utilizando tiras sensibilizadas com anticorpos monoclonais específicos que detectam antigénios plasmodiais [42]. São realizados com uma gota de sangue depositada numa cassete e não requerem qualquer equipamento.

- **Deteção da proteína Ag rica em histidina 2 (HRP2):** esta glicoproteína específica da espécie *P. falciparum* é produzida por todos os estádios assexuados ëritrocíticos do parasita,
- **Lactato desidrogenase (pLDH),** uma enzima que *o Plasmodium* utiliza na produção de energia. Esta enzima pode ser específica do *P. falciparum, do P. vivax* e pode também ser específica de todas as espécies de plasmódios (pan-específica);
- **Aldolase,** uma enzima utilizada por todas as espécies plasmodiais (pan-específica);

No mercado, os vários TDRs são apresentados em quatro formatos:

- Tiras
- Cassetes de plástico
- Cartões
- Formato misto, cassete.

Os seus limiares de deteção variam de 100 a 200 parasitas/pl [45]. **As** principais desvantagens destes testes são a persistência da antigenemia após a recuperação e a sua monoespecificidade em relação ao *P. falciparum. Os* falsos positivos também têm sido associados à reatividade cruzada com factores reumatóides [46]. **Os** falsos negativos são possíveis e pensa-se que se devem a mutações no gene que codifica a HRP2 ou à presença de anticorpos [47] dirigidos contra a desidrogenase láctica (LDH) do parasita.

Os RDT são rápidos de executar e fáceis de ler, e podem ser efectuados por pessoal com formação moderada. São particularmente úteis em instalações não especializadas onde o exame microscópico não está disponível [48]. **O** seu desempenho depende essencialmente da parasitemia [49]. São também menos eficazes com outras espécies para além do *P falciparum,* particularmente *o P ovale* [50]. Os RDT devem ser considerados como um complemento a outros métodos de diagnóstico. Os seus resultados devem ser verificados e, se possível, complementados por um exame microscópico. Se forem positivos, os doentes podem ser tratados de forma adequada e rápida. Por outro lado, se forem negativos, o diagnóstico não deve ser excluído [51].

Diagnóstico por biologia molecular

Este método baseia-se na deteção de ácidos nucleicos do parasita por reação em cadeia da polimerase (PCR), uma técnica mais sensível e mais específica do que a microscopia. O método permite a deteção de níveis muito baixos de parasitemia e a identificação exacta das espécies de *Plasmodium*.

Nos países mais avançados, a PCR tende a tornar-se o método de referência para o diagnóstico de recurso (em situações de dificuldade de diagnóstico). Métodos de análise mais rápidos, como a PCR em tempo real, estão disponíveis em laboratórios de referência e podem ser compatíveis com o diagnóstico de emergência ou de rotina.

2.3.9.2 Diagnóstico indireto :

Método serológico: As diferentes técnicas utilizadas são :

S Imunofluorescência indireta,

S Imunoeletroforese,

S Enzyme-linked immunosorbent assay (ELISA), Estas técnicas analíticas não são utilizadas para o diagnóstico de emergência, mas são úteis para o diagnóstico retrospetivo da febre tropical, para a prevenção da malária pós-transfusão, para inquéritos epidemiológicos e para a monitorização de anticorpos após um ataque agudo.

2.3.10 Controlo da malária :

A gestão dos casos de paludismo é uma componente importante das estratégias de controlo do paludismo. O diagnóstico precoce e o tratamento imediato com medicamentos antimaláricos eficazes são essenciais para a gestão dos casos [52].

De acordo com o Programa Nacional de Controlo do Paludismo (PNLP)

As recomendações actuais do programa são as seguintes

2.3.10.1 Métodos de prevenção da malária

- A utilização de redes mosquiteiras impregnadas de inseticida para crianças e mulheres grávidas
- IPT em mulheres grávidas:

O medicamento de eleição para o TPI continua a ser a MS em mulheres grávidas e noutros grupos especiais (imunocomprometidos, doença falciforme).

- Quimioprevenção da malária sazonal (CPS) em crianças dos 3 aos 59 meses de idade
- Controlo vetorial :

O seu objetivo é reduzir ou mesmo parar a transmissão da malária. Baseia-se essencialmente em :

- Controlo das larvas: destinado a impedir ou limitar a reprodução dos mosquitos.
- Reduzir o contacto Homem-Veículo: Deve promover a utilização de 1

redes mosquiteiras e cortinas impregnadas de inseticida, bem como pulverização dentro e fora de casa.

- Higiene e saneamento ambiental: destruir os locais de reprodução do anopheles e de outros mosquitos.

2.3.10.2 Tratamento curativo da malária :

1. Medicamentos anti-maláricos

Os medicamentos antimaláricos são medicamentos sintetizados quimicamente ou extractos de plantas destinados a tratar ou prevenir a malária.

Os medicamentos antimaláricos são classificados de acordo com o seu modo de ação ou estrutura química [54].

a. Esquizonticida eritrocitário

Amino-álcoois: quinina (Quinimax®, Surquina®, Quinine Lafranc®), mefloquina (Lariam®), halofantrina (Halfan®), lumefantrina.

Amino-4-quinolinas: cloroquina (Nivaquine®), amodiaquina (Flavoquine®), piperaquina.
Antimetabolitos :
* Antifolatos: sulfadoxina, dapsona,
* Antifolínicos: proguanil (Paludrine®), pirimetamina (Malocidea),
* Antibióticos: ciclinas (Doxypalu®, Granudoxy®Ge, Vibraveineuse®), clindamicina (Dalacine®, Zindacine®),
* Análogos da ubiquinona: atovaquona

Sesquiterpenos: artemisinina e seus derivados: dihidroartemisinina, artemeter, artesunato
b. Esquizonticidas intra-hepáticos :
* Amino 8 quinolinas: primaquina (Primaquine®), tafenoquina.
* Antimëtabolitos: proguanil, ciclinas
    c. Gametocitocidas: Amino-8-quinolinas: primaquina (Primaquine®), tafënoquina.

Amino-álcoois
> QUININA E SEUS DERIVADOS :

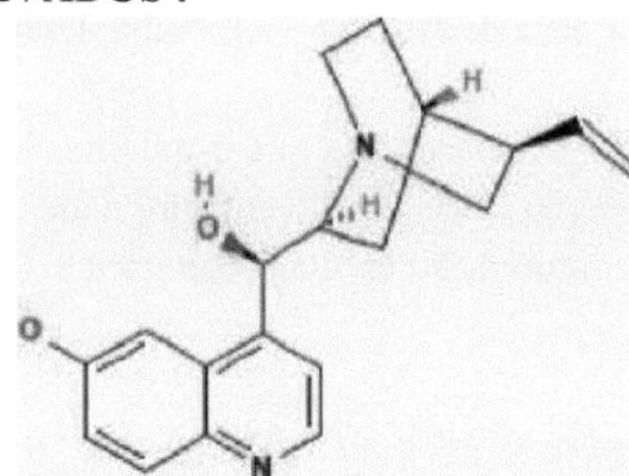

Figura 6: Estrutura química da quinina
<u>Fonte:</u> https://pubchem.ncbi.nlm.nih.gov/compound/3034034#section=2D-Structure (8a, 9R) -6'-Metoxicinchonan-9-ol tri-hidratado
NB: Qualquer alteração da estrutura química do quinino altera a sua ação farmacológica.
Propriedades farmacológicas
O quinino é um antimalárico natural com uma rápida atividade esquizonticida no sangue contra as várias espécies plasmodiais. É um medicamento utilizado no tratamento da malária grave, especialmente quando administrado por infusão intravenosa. Não tem qualquer atividade sobre os gâmetas de *P. vivax, P. ovale e P. malariae, que* são extremamente sensíveis ao quinino. *O P. falciparum* é geralmente sensível, mas algumas estirpes são resistentes.
Mecanismo de ação
Tal como a cloroquina, a quinina concentra-se no vacúolo digestivo do Plasmodium, mas em concentrações mais baixas do que a cloroquina. Tal como a mefloquina, a ligação aos sítios proteicos do parasita pode ser favorecida pela lipofilicidade do medicamento. Trata-se de um produto recomendado para o tratamento e a prevenção da malária, mesmo em zonas resistentes à cloroquina.
Farmacocinética
Absorção: rápida por via oral ou intramuscular.
Biodisponibilidade: 80%. Meia-vida: 11 horas.
Mëtabolismo: por CYP 3A4.
Eliminação: renal: 20% sob a forma inalterada, 80% sob a forma de metabolitos, incluindo um metabolito ativo, daí a necessidade de ajustar a dosagem em doentes com insuficiência

renal. A farmacocinética do quinino é significativamente modificada pela infeção por malária: as concentrações de quinino aumentam por vezes devido a uma redução do volume aparente de distribuição e da depuração hepática e renal do quinino.

Efeitos indesejáveis

São dependentes da dose:

-Frequentes, pouco graves: cinchonismo (zumbidos, tonturas, dores de cabeça, visão turva, perda auditiva aguda, problemas digestivos, vasodilatação periférica).

-Hipoglicemia devido ao aumento da secreção de insulina. O quinino está contraindicado em casos de perturbações do ritmo cardíaco, antecedentes de febre biliosa, hemoglobinúria, alergia ao quinino, em associação com medicamentos à base de astemizol (antialérgicos).

Apresentação e dosagem

O quinino apresenta-se sob a forma de :

-Comprimidos de 300 mg, 125 mg e 500 mg.

- Ampolas injectáveis com doses de 125 mg, 250 mg, 500 mg, 100 mg e 400 mg.

A quinina é administrada numa dose de 8mg/kg/3 vezes/dia durante 7 dias.

Quinidina :

É ainda mais eficaz contra *o P. falciparum do* que o quinino. Não é habitualmente utilizada devido à sua atividade na condução cardíaca. No entanto, pode ser utilizado se o quinino não estiver disponível, sujeito a monitorização cardíaca e eléctrica. Outros alcalóides da cinchona são menos activos.

> Lumefantrina

A lumefantrina é um medicamento antimalárico destinado ao tratamento da malária não complicada causada pelo Plasmodium falciparum. É sempre utilizada em combinação fixa com Artemether, numa relação Artemether/lumefantrina, uma vez que as monoterapias com lumefantrina não estão aprovadas em nenhuma parte do mundo.

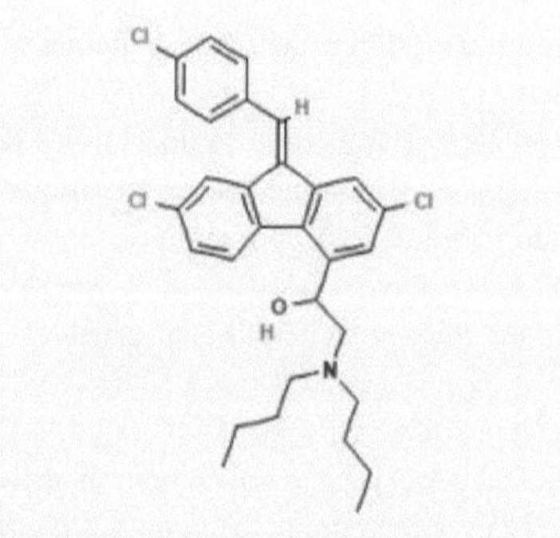

Figura 7: Estrutura química da Lumefantrina

2-(dibutilamino)-1-[(9Z)-2,7-dicloro-9-(4-clorobenzilideno)-9H-fluoren-4-il] etanol

Fonte : https://pubchem.ncbi.nlm.nih.gov/compound/6437380#section=2D-Structure

Farmacocinética

A lumefantrina é uma molécula altamente lipofílica e a sua absorção, que é grandemente potenciada pelo consumo de uma refeição gordurosa, inicia-se cerca de 2 horas após a administração oral, sendo o pico de concentração plasmática atingido entre 6 e 8 horas após a administração. A sua biodisponibilidade varia e é elevada consoante o fármaco é administrado com um alimento gordo. Está fortemente ligada às lipoproteínas plasmáticas. A lumefantrina é metabolizada nos animais por glucuroconjugação após biotransformação oxidativa em desbutil-lumefantrina, um metabolito cujo efeito antiparasitário in vitro é 5 a 8 vezes superior ao da lumefantrina. A lumefantrina tem uma semi-vida de eliminação de 4 a 6 dias em indivíduos infectados com *P. falciparum*. É sempre utilizada em combinação fixa com Artemether num rácio de Artemether/I.umefantrina **[58]**.

Mecanismo de ação

Concentra-se no vacúolo nutritivo do Plasmodium, actuando por ligação à ferriprotoporfirina IX e bloqueando a sua polimerização em hemozoína (um pigmento não tóxico para os plasmódios).

❖ 4-AMINOQUINOLINAS

As 4-aminoquinolinas são compostos orgânicos constituídos por uma molécula de quinolina substituída na posição 4 por um grupo amino. Esta amino-quinolina é a base de certos medicamentos antimaláricos.

Mecanismo de ação

A cloroquina, a amodiaquina e a piperaquina foram os primeiros medicamentos antimaláricos sintéticos, isolados entre 1938 e 1941. As amino-4-quinolinas são bases fracas; difundem-se nos glóbulos vermelhos do parasita, acumulando-se no vacúolo digestivo do parasita e reduzindo a sua acidez. A digestão da hemoglobina (proteólise) pelo plasmódio eritrocitário liberta ferriprotoporfirina IX, que é tóxica para o parasita. O parasita neutraliza-a por polimerização num pigmento insolúvel (hemozoína). Estes medicamentos bloqueiam a desintoxicação do heme pelo parasita. Para além de serem esquizonticidas eritrocíticos

Amodiaquina

Monodesetilamodiaquina: 4-((7-Cloro-4-quinolinil) amino)-2- ((Etilamino) metil) fenol
Fórmula: C18H18ClN3O

Trata-se de uma 4-amino-quinolina cujo modo de ação é semelhante ao da cloroquina. Depois de ter sido abandonada nos anos 80, voltou a despertar interesse dez anos mais tarde no tratamento do acne simples. Dez anos mais tarde, voltou a suscitar um interesse renovado no tratamento dos acessos não complicados. É eficaz contra certas estirpes de *P. falciparum* resistentes à cloroquina, mesmo que exista resistência cruzada.

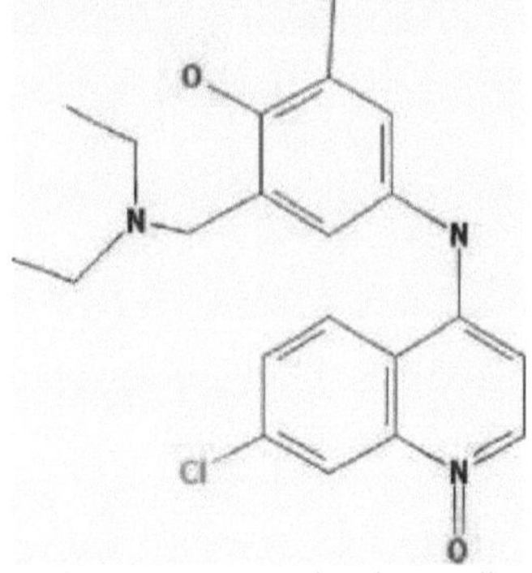

Figura 8: Estrutura química da amodiaquina

Fonte: https://pubchem.ncbi.nlm.nih.gov/compound/2165#section=Top 4-[(7-cloro-4-quinolinil) amino] -2-[(dietilamino)] metilfenol

Formas farmacêuticas

Comprimidos contendo 200 mg ou 153,1 mg de base de amodiaquina sob a forma de cloridrato (Flavoquine®, Camoquin®)

Farmacocinética

A amodiaquina é rapidamente absorvida após administração oral e mëtabolisëd ao nível hepático pelo citocromo P450 2C8 para o metabolito ativo desehylamodiaquine. Tanto a amodiaquina como a desetilamodiaquina estão altamente ligadas às proteínas plasmáticas (>90%). Contudo, as concentrações de amodiaquina são muito mais baixas e a sua semi-vida de eliminação é muito mais curta do que a do seu metabolito (3 a 8 horas versus 8 dias).

Mecanismo de ação

A farmacodinâmica baseia-se na amodiaquina e na desetilamodiaquina, que se acumulam fortemente no vacúolo digestivo do parasita e exercem uma atividade esquizonticida. Esta atividade lisossomotrópica consiste em inibir a digestão da hemoglobina pelos plasmódios. Interferem na polimerização intraparasitária e alteram a transformação do heme tóxico, um produto tóxico resultante da degradação da 1Ъётод1оЫпе pelos plasmódios, em hëmozoína (um pigmento insolúvel e não tóxico).

Indicações: Tratamento da malária sensível ao plasmódio não complicada

Contra-indicações : A administração de amodiaquina é contra-indicada:

- em indivíduos com hipersensibilidade conhecida^ à amodiaquina;
- em indivíduos que sofrem de distúrbios hepáticos;
- como quimioprofilaxia

Efeitos indesejáveis: Os mais comuns são náuseas, vómitos, dores abdominais, diarreia e distúrbios alimentares. Os distúrbios alimentares causados pela amodiaquina são menos frequentes do que com a cloroquina.

Toxicidade :

Os principais efeitos tóxicos da amodiaquina são a patotoxicidade e a agranulocitose grave, que é por vezes fatal quando o medicamento é utilizado como quimioprofilaxia. Esta toxicidade da amodiaquina parece ser mediada pela amodiaquina quinona imina, um metabolito com propriedades imunogénicas derivado do metabolismo oxidativo da amodiaquina [57].

A toxicidade da amodiaquina pode causar síncope, espasticidade, convulsões e movimentos involuntários após a administração de doses elevadas de amodiaquina.

❖**ANTIMETABOLITOS** :

Os Antifolhas :

> **Sulfonamidas**

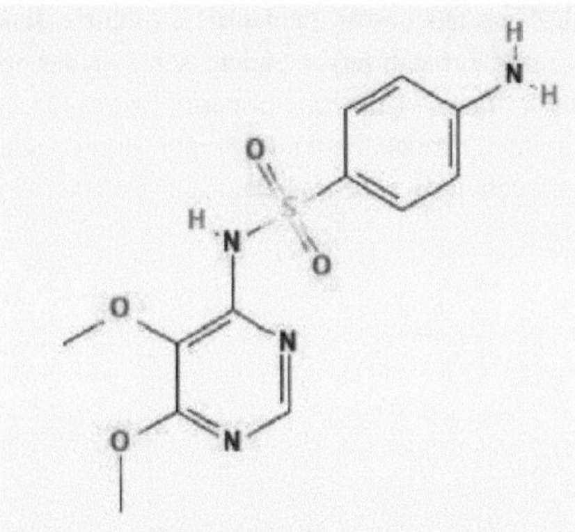

Figura 9: Estrutura química da Sulfadoxina

<u>Fonte:</u> https://pubchem.ncbi.nlm.nih.gov/compound/17134#section=2D-Structure 4-amino-N-(5,6-dimetoxi-4-pirimidinil) benzenossulfonamida

- **Massa molecular: 310,3 (C12H14N4O4S)**

A sulfadoxina é uma sulfonamida de eliminação lenta. É muito ligeiramente solúvel em água. As sulfonamidas são análogos estruturais e antagonistas do ácido p-aminobenzóico que actuam por compëtição. São inibidores competitivos da dihidroptëroato sintetase, a enzima bacteriana responsável pela incorporação do ácido p-aminobenzóico na síntese do ácido fólico.

- **Formulações** : A sulfadoxina é utilizada como uma combinação fixa de 20 partes de sulfadoxina para 1 parte de pirimetamina e pode ser administrada por via oral ou intramuscular como :
- comprimidos contendo 500 mg de sulfadoxina e 25 mg de pirimetamina;
- ampolas contendo 500 mg de sulfadoxina e 25 mg de pirimetamina em 2,5 ml de solução para injeção intramuscular.

- **Farmacocinética**: A sulfadoxina é rapidamente absorvida pelo trato digestivo. Os níveis sanguíneos máximos ocorrem 4 horas após a administração oral.

A sua semi-vida de eliminação terminal é de 4 a 9 dias. Cerca de 90-95% da sulfadoxina está ligada às proteínas plasmáticas. Distribui-se amplamente pelos tecidos e fluidos corporais, passa para a circulação uterina e encontra-se no leite materno. É principalmente excretada como tal na urina.

- Toxicidade: A sulfadoxina partilha o perfil de efeitos adversos de outras sulfonamidas, mas pode causar reacções alérgicas graves devido à sua eliminação lenta. Podem ocorrer náuseas, vómitos, anorexia e diarreia. A cristalúria que provoca dores nas costas, a hematúria e a oligúria são raras em comparação com outras sulfonamidas de eliminação mais rápida. As reacções de hipersensibilidade podem afetar vários órgãos. As manifestações cutâneas podem ser graves e incluem prurido, reacções de fotossensibilidade, eritrodermia, eritema nodoso, eritrodermia bolhosa com epidermólise, síndrome de Stevens-Johnson e síndrome de Lyell; a síndrome de Lyell caracteriza-se pela destruição súbita e descolamento da camada superficial da pele (epiderme) e das membranas mucosas (epitélio) numa grande parte do corpo. O tratamento com sulfadoxina deve ser interrompido em qualquer doente com erupção cutânea devido ao risco de reacções alérgicas graves. A hipersensibilidade à sulfadoxina pode também causar nefrite intersticial, dores nas costas, hematúria e oligúria. Estas reacções devem-se à formação de cristais na urina (cristalúria) e podem ser evitadas mantendo o doente bem hidratado, de modo a manter um elevado débito urinário. Outras reacções adversas notificadas incluem hipoglicemia, iterícia neonatal, meningite por líquido claro, sonolência, fadiga, cefalalgia, ataxia, vertigem, convulsões, neuropatia, psicose e enterocolite ucomembranosa.

Antifolínicos
> Pirimetamina :

Cl

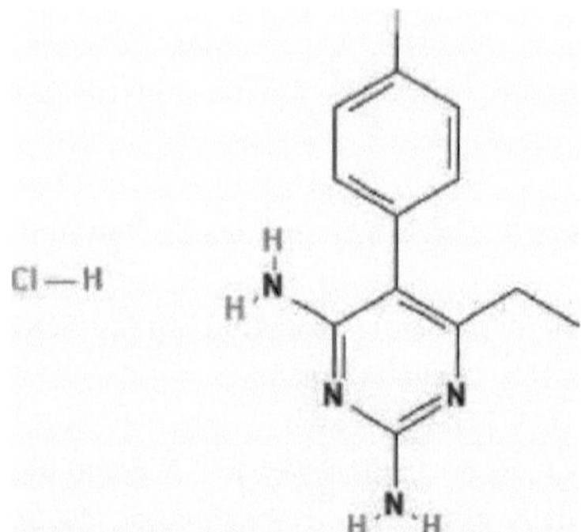

Figura 10: Estrutura química da pirimetamina

5-(4-clorofenil)-6-etil-2,4-pirimidiamina

Fonte : https://pubchem.ncbi.nlm.nih.gov/compound/4993#section=2D-Structure

- **Massa molecular**: 248,7 (C12H13ClN4)

A pirimetamina é uma diaminopirimidina usada em combinação com uma sulfonamida, em дёпёral sulfadoxina ou dapsona. Exerce a sua atividade antimalárica através da inibição da dihidrofolato redutase plasmodial, bloqueando assim indiretamente a síntese de ácidos nucleicos nos hematozoários.

Trata-se de um esquizonticida sanguíneo de ação lenta que também pode ser ativo contra as formas pré-eritrocíticas e inibe o desenvolvimento de esporozoítos no mosquito vetor. É eficaz contra os quatro tipos de malária encontrados nos seres humanos, mesmo que a resistência se desenvolva rapidamente. A pirimetamina é também utilizada no tratamento da toxoplasmose e da isosporose, e como profilático contra a pneumonia por Pneumocystiscarinii. A pirimetamina já não é utilizada isoladamente como antimalárico; é apenas utilizada em combinação sinérgica com sulfonamidas de libertação lenta para tratamento (sulfadoxina, sulfaleno) ou com dapsona para profilaxia.

Formulações

Atualmente, a pirim6tamina é principalmente utilizada em combinações fixas com sulfonamidas de eliminação lenta, por exemplo, 20 partes de sulfadoxina para 1 parte de pyr^ë^т^, para as quais existem formulações orais e parenterais sob a forma de: - comprimës contendo 500 mg de sulfadoxina e 25 mg de pirimëtamina; - ampolas contendo 500 mg de sulfadoxina e 25 mg de pirimëtamina em 2,5 ml de solução injetável para a via intramuscular.

- **Farmacocinética**

A pirimetamina está quase completamente ausente do trato digestivo e as concentrações plasmáticas máximas ocorrem 2-6 horas após a ingestão oral. Concentra-se principalmente nos rins, pulmões, fígado e baço e quase 80-90% da pirimetamina liga-se às protinas plasmáticas. É metabolizada no fígado e excretada lentamente pelos rins. A sua semi-vida plasmática é de aproximadamente 4 dias. A pirimetamina atravessa as barreiras hemato-encéfalica e placentária e encontra-se no leite materno. A absorção da preparação intramuscular é incompleta e não é suficientemente fiável para que esta formulação seja recomendada.

- **Toxicidade**

A pirimetamina é geralmente bem tolerada. A sua administração por períodos prolongados pode causar supressão matopoiética devido à sua interferência no metabolismo do ácido fólico. Podem também ocorrer erupções cutâneas e reacções de hipersensibilidade. Doses maiores podem causar sintomas digestivos, tais como glossite papilar, dor abdominal e vómitos, efeitos hematológicos, incluindo a^mia mëgaloblástica, leucopënia, trombopënia e pancitopënia e efeitos no sistema nervoso central: cëphalëes e tonturas. A sobredosagem aguda de pirimëtamina pode causar efeitos gastrointestinais e estimulação do sistema nervoso central com vómitos, excitabilidade^ e convulsões, que podem ser seguidas de taquicardia, dëpressão respiratória, colapso cardiovascular e dëces do doente. Em caso de sobredosagem, será aplicado um tratamento de suporte.

SESQUITERPENOS: ARTEMISININA E SEUS DERIVADOS

Artemisinina e seus derivados A artemisinina é uma substância ativa medicinal extraída em 1972 por cientistas chineses da planta medicinal chinesa Artemisia annua L (Qinghao). As virtudes medicinais da planta foram descobertas na China há mais de 2000 anos, para reduzir a febre e aliviar os sintomas da malária.

A artemisinina e os seus derivados são lactonas sesquiterpénicas que possuem pontes endo-peróxidas responsáveis pelas suas propriedades esquizonticidas.

Os principais derivados são a di-hidro-artemisinina, o artemeter, o artesunato e o arteeter. Os derivados da artemisinina são activos em todas as fases de desenvolvimento do parasita e são também gametocitocidas(64). A artemisinina e os seus derivados, os 1,2,4-trioxanos, actuam rapidamente e são muito activos contra os parasitas eritrocíticos, mas têm uma semi-vida curta (entre 45 min e 3 h), razão pela qual devem ser combinados com outros medicamentos antimaláricos com uma atividade mais longa para formar CTA.

Os ACT são eficazes contra estirpes multi-resistentes e, desde 2006, têm sido o tratamento de primeira linha recomendado pela OMS.

O artemeter-lumefantrina e o artesunato-amodiaquina são utilizados como terapêuticas combinadas de primeira linha à base de artemisinina na África Ocidental [59].

O Artemether combinado com a Lumefantrina, conhecido como Coartem®, é o primeiro ACT de alta qualidade para crianças. O artesunato é o melhor medicamento para o tratamento de formas complicadas e graves de malária [45]. É formulado para injeção sob o nome de Artesun® e é também combinado com mefloquina (Artequin®), pironaridina (Pyramax®) ou amodiaquina (Coarsucam®). A combinação de diidroartemisinina com piperaquina é vendida sob o nome de Eurartesim® [60].

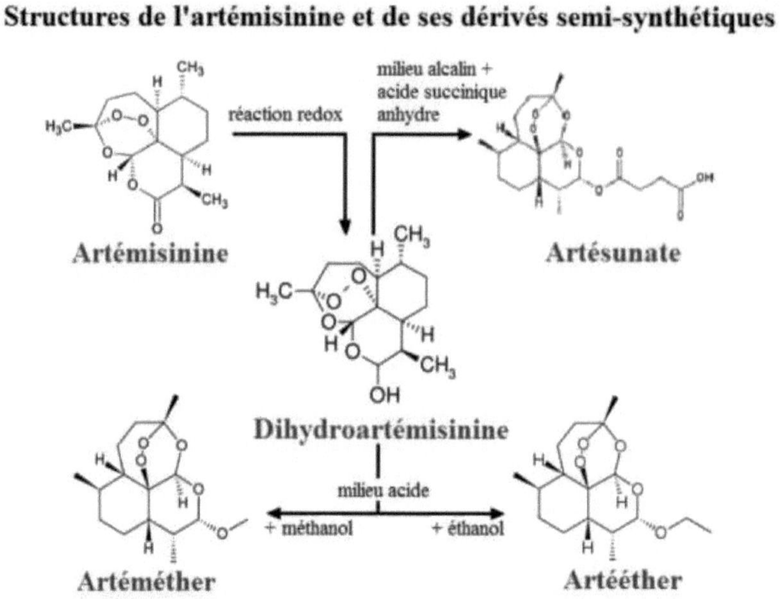

Structures de l'artémisinine et de ses dérivés semi-synthétiques

Figura 11: Rë de ação estrutural dos CTAs.

Mecanismo de ação

A artemisinina é uma lactona sesquiterpénica que contém um grupo peróxido, que parece ser o clë da sua eficácia. Pensa-se que bloqueia uma enzima que permite ao parasita bombear o cálcio, impedindo assim o seu desenvolvimento. Por outro lado, o artemeter, ou seja, a molécula de peróxido reduzido da artemisinina, reage com o ferro dos glóbulos vermelhos para criar radicais livres que, por sua vez, destroem as membranas do parasita ou de certas células cancerígenas, matando-as. É de notar, no entanto, que a presença de qualquer substância que proteja contra os danos causados pelos radicais livres (antioxidante) pode neutralizar a sua eficácia. O seu metabolito ativo, a di-hidro-artemisinina, interage com a hemoglobina no vacúolo parasitóforo e provoca a libertação de radicais livres. Estes radicais livres inibem a síntese proteica plasmodial, bloqueando assim a replicação dos ácidos nucleicos do parasita [45].

2. **Malária simples :**

Um doente que apresente um dos sintomas/sinais de paludismo (febre superior a 37°C, dor de cabeça, febre, arrepios, dores musculares, dores, náuseas, vómitos, suores, etc.) combinado com um RDT ou EW/MF positivo, de acordo com as directrizes do PNCM, antes de iniciar o tratamento. A malária simples é eficazmente tratada por via oral. As terapias combinadas à base de artemisinina (ACT) são atualmente o tratamento recomendado e mais eficaz. Apresentam-se sob a forma de comprimidos e de suspensões orais.
São eficazes no tratamento da malária não complicada em 3 dias [61].
A OMS propõe cinco (CTA) que são :

- Artesunato + Mefloquina
- Artesunato + Sulfadoxina-Pirimetamina
- Diidroartemisina-piperaquina (DHA-PQ)
- Artemeter + Lumefantrina (AL)
- Artesunato + Amodiaquina

O programa nacional de controlo da malária recomenda as seguintes combinações para o tratamento da malária no Mali:

- Artemeter + Lumefantrina (AL)
- Artesunato + Amodiaquina

As duas combinações à base de artemisinina foram seleccionadas para o tratamento de casos não complicados de malária com base nos seguintes critérios:

- eficácia terapêutica,
- segurança clínica,
- aceitabilidade e adesão ao tratamento,
- relação custo-eficácia,
- capacidade de retardar a resistência aos medicamentos,

disponibilidade e possibilidade de utilização geográfica generalizada.

Quadro 2: Apresentação e dosagem de Artemether 20 mg - Lumefantrina 120 mg, comprimido (PC)

Peso / Grupos etários	Dia 1		Dia 2		Dia 3	
	Manhã	Noite	Manhã	Noite	Manhã	Noite
05-14Kg(2months3years)	lcp	lcp	lcp	lcp	lcp	lcp
15-24 Kg (4 a 6 anos de idade)	2cp	2cp	2cp	2cp	2cp	2cp
25-34 kg(7a IDans)	3cp	3cp	3cp	3cp	3cp	3cp
> 35 Kgetadultes	4cp	4cp	4cp	4cp	4cp	4cp

Tabela 3: АЛётёЛег 180+ Lumëfantrina 1080mg suspensão 60ml

Peso da criança	Número de mililitros		
	[er]1 dia	[eme]2 dias	[eme]3 dias
5 a 9 kg (6-11 meses)	10ml	10ml	10ml
10 a 15 kg (1-3 anos)	20ml	20ml	20ml

Quadro 4: Apresentação e dosagem do artesunato-amodiaquina

Gama de pesos (Faixa etária	Apresentação	[er]1 dia de tratamento	[me]2® dia de tratamento	[me]3® dia de tratamento
>4,5kg a < 9kg (2 meses)	25mg/67,5mg pacote de 3cp	1cp	1cp	1cp
>9kg a <18kg (l allans)	50 mg/135 mg Blister de 3cp	1cp	1cp	1cp
>18kg a <36kg (6 al3anos)	100 mg/270 mg Blister de 3cp	1cp	1cp	1cp
> 36kg (a partir dos 4 anos)	100 mg/270 mg Blister de 6cp	2cp	2cp	2cp

NB: a primeira dose deve ser tomada sob vigilância. Se a criança vomitar nos 30 minutos seguintes, repetir a dose.

O que fazer se os sinais persistirem :
É importante reexaminar o doente e repetir o diagnóstico biológico.
Se o paciente tiver seguido o tratamento corretamente e o teste biológico for positivo:
 Procurar outras causas de fiëvre ou encaminhar para ëvaliação Se o tratamento não for
seguido,
 Retomar o tratamento sob controlo médico. Se não for possível efetuar análises laboratoriais,
 Rëfërer para um nível superior.

Tratamento adjuvante Medicamentos e dosagem a administrar :
Paracdtamol 500 mg: 15 a 20 mg/kg de 6 em 6 horas;
 Ferro 200mg: 2 comprimidos/dia (adulto) ou 10 mg/kg/dia (criança) em caso de anemia;
Ácido fólico 5mg: Icomprimidos/dia em caso de andmia
Conselhos para os doentes
Quando é que posso regressar imediatamente?
 Se a febre persistir;
 Se a criança tiver dificuldade em beber e não conseguir comer;
 Em caso de convulsão (convulsão ocular) ;
 Se não se conseguir sentar ;
 Se os vómitos persistirem;
 Se ficar inconsciente ;
 Se o calor ou o gelo ;
 Se houver sangue nas fezes
 Se a urina escura ;
 Se tiver dificuldades respiratórias
Foco em :
S Consulta de seguimento após 3 dias de tratamento se os sintomas persistirem;
S A necessidade de continuar a alimentar-se;
S Continuar a tomar o medicamento mesmo que o doente se sinta melhor;
S Prevenção da malária (utilização de redes mosquiteiras impregnadas de inseticida de longa
duração para crianças e mulheres grávidas, IPT para mulheres grávidas e CPS para crianças
com idades compreendidas entre os 3 e os 59 meses);
S Utilização extensiva do CSCom para episódios posteriores
3. Paludismo grave :
Doentes com sinais de malária não complicada associados a um ou mais dos seguintes
factores: prostração, convulsões recorrentes, perda de consciência, dificuldade respiratória,
hipoglicemia grave (< 1,2 ml/l), anemia grave (hemoglobina < 5 g/dl ou hematócrito < 15%),
colapso cardiovascular e choque.
O principal objetivo do tratamento da malária grave é evitar a morte. A prevenção de sequelas
neurológicas é uma componente importante do tratamento da neuromalária. Nas mulheres
grávidas, o principal objetivo do tratamento da malária é salvar a vida da mãe e do feto **[53].**
• CSCom/CSRef/Níveis hospitalares :
O tratamento baseia-se em dois ëlëments essenciais:
• Tratamento de emergência de complicações: o que é vital para o paciente. O
aparecimento de dëcës pode dever-se à própria doença ou às suas complicações.
• Tratamento antimalárico específico: este tratamento é essencial e extremamente urgente,
devendo ser administrado muito rapidamente para impedir a propagação da doença.

- **Tratamento de emergência das complicações :**

Trata-se de tratamentos sintomáticos destinados a corrigir a hipoglicemia, a desidratação, a afemia, a baixar a febre, a parar as convulsões e a gerir o coma e os problemas respiratórios, renais e cardiovasculares.

S **Tratamento da hipoglicemia :**

Em crianças e adolescentes, administrar por via intravenosa lenta:

- 3 a 5 ml /kg para sërum glucosë a 10% ou
- 1 ml/kg para 30% de sërum glucosë.

S **Para adultos, administrar lentamente por via intravenosa :**

- 3 a 5 ml /kg para sërum glucosë 10% ou
- 1 ml/kg para 30% de sërum glucosë ou
- 25 ml de sërum glucosë a 50% : Se só tiver sërum glucosë a 50%, dilua uma parte com um pouco de água.

volume em 4 volumes de água estéril para obter uma solução a 10% (por exemplo, 0,4 ml/kg de glucosë a 50% com 1,6 ml/kg de água para injecções ou 4 ml de glucosë a 50% com 16 ml de água para injecções). O glucosë hipertónico (> 20%) não é recomendado, pois tem um efeito irritante nas veias përiphëric. Quando não for possível a administração intravenosa, administrar glucose ou qualquer outra solução açucarada através de uma sonda nasogástrica.

S **Tratamento da desidratação**

- Administrar 100 ml/kg de solução de Ringer com lactato durante 2 ou 4 horas,
- Rëë avaliar o paciente depois para determinar as necessidades de água e o estado de desidratação.

Tratamento das convulsões

- Administrar diazëpam numa dose de 0,5 mg/kg por via intra-rectal (IR) ou IM,
- Se as convulsões persistirem, 10 a 15 mg / kg de phënobarbital por via parentérica.

Tratamento da anemia :

- Em caso de anemia sëvëre (nível de hemoglobina < 5g / dl): transfusão de sangue de emergência: 20 ml / kg de sangue total por 4 horas sob furosemida ou 10 ml / kg de pelota Globular em crianças.
- Se a transfusão for impossível: efetuar um tratamento pré-transferência antes de enviar o doente para um centro que disponha de um serviço de transfusão de sangue.

Em caso de coma :

- Avaliar o estado de coma (escala de Blantyre ou de Glasgow),
- Colocar o doente numa posição de segurança lateral,
- Aspira as secreções e desobstrui as vias respiratórias,
- Introduzir uma sonda de alimentação nasogástrica,
- Colocar uma linha venosa,
- Colocar um cateter urinário,
- Mudar a posição do doente de 4 em 4 horas,
- Medir o volume de urina (diurese).

Em caso de dificuldades respiratórias: (Disfunção pulmonar aguda)

- Colocar o doente numa posição semi-sentada, administrar furosemida IV: 2 a 4 mg/kg e Гохудёие
- Verificar se ele não tem insuficiência cardíaca devido a várias anemias,
- Se possível, evacuar o doente para uma unidade de cuidados intensivos.

Em caso de insuficiência renal :
- Administrar soluções se o doente estiver desidratado: 20 ml/kg de soro salino isotónico, 1 a 2 mg/kg de furosemida,
- Colocar um cateter na bexiga,
- Se o doente não urinar nas 24 horas seguintes,
- Transferência para um centro de diálise.

N.B.: As outras doenças graves devem ser tratadas em conformidade com o regime adequado.

- **Tratamento antimalárico específico**

A malária grave pode ser tratada com :

> **O artesunato** é o medicamento de eleição para o tratamento da malária grave. Pode ser administrado como uma injeção intravenosa (IV) ou intramuscular (IM). Aresunato 2,4 mg/kg de peso corporal administrado por via intravenosa (IV) ou intramuscular (IM) na admissão (H = 0), depois H12 e H24 mais tarde e, posteriormente, uma vez por dia durante não mais de 7 dias, para pacientes com peso igual ou superior a 20 kg.

Para crianças com peso inferior a 20 kg: artesunato 3mg/kg de peso corporal nos horários indicados acima.

Procedimento de diluição do Artesunato :

Via IV: um frasco para injectáveis contendo 60 mg de Artesunato será diluído com 1 ml de bicarbonato de sódio e 5 ml de cloreto de sódio, de modo a que a solução final contenha 10 mg/ml de Artesunato.

Via IM: o frasco para injectáveis de 60 mg de Artesunato em pó será diluído com 1 ml de bicarbonato de sódio e 2 ml de cloreto de sódio, de modo a que a solução final contenha 20 mg/ml de Artesunato.

- Retirar a parte superior do frasco de Artesunate e desinfetar a borracha com iodopovidona a 10% ou uma compressa com álcool.
- Abrir previamente as duas ampolas de bicarbonato e cloreto de sódio para poder segurar a seringa com a agulha nas mãos durante o processo.
- Colocar 1 ml de bicarbonato de sódio a 5% numa seringa e injectá-lo no frasco de Artesunate.
- Agitar até que o pó de Artesunate esteja completamente dissolvido e a solução esteja límpida. Não agitar demasiado vigorosamente para evitar a formação de espuma à superfície da solução. Se a solução estiver turva ou se houver um precipitado, a preparação parentérica deve ser rejeitada.
- A agulha é retirada para trás de modo a deixar de estar em contacto com o líquido e o jato de ar é retirado do frasco para garantir que existe espaço suficiente no frasco para injetar a solução de diluição.

NB: Nunca use l'eau distilMe ou l'eau physiologique para diluir I'Art^sunate porque a água para injeção não é um diluente appropnë.

- Retirar 5 ml do cloreto de sódio a 0,9% para uma seringa e injetar no frasco de Artësunate para a via IV. Retirar 2 ml do cloreto de sódio a 0,9% para uma seringa e injetar no frasco de Artësunate para a via IM.
- Retirar o volume necessário de Artësunate do frasco para injectáveis (de acordo com o esquema de dosagem). Deitar fora qualquer excesso de solução.
- A solução é administrada lentamente por via intravenosa durante 2 a 3 minutos.

As vias de administração são IV direta ou IM. Se o Artësunato injetável não estiver disponível, pode ser substituído por Artëmëther ou quinino.

- **Artemether injeção IM**

Posologia e administração

Tratamento intramuscular durante 5 dias:

A dose é de 3,2mg/kg de peso corporal numa injeção na admissão, seguida de 1,6mg/kg numa injeção por dia.

Tabela 5: Dosagem e administração de Artëmëther em crianças de 0 a 5 anos: ampolas de 20 mg.

Idade	Peso	Dia 1	Dia 2	Dia 3	Dia 4	Dia 5
< 1 ano	5 - 9 Kg	1 ampère	½ amp	½ amp	½ amp	½ amp
2 - 5 anos	10 - 15 Kg	2 amp	1 ampère	1 ampère	1 ampère	1 ampère

Quadro 6: Dosagem e administração de Artemether em indivíduos com mais de 5 anos de idade: ampolas de 80 mg.

Idade	Peso	Dia 1	Dia 2	Dia 3	Dia 4	Dia 5
6 - 13 anos	16 - 35 Kg	1 ampère	½ amp	½ amp	½ amp	½ amp
14 anos e mais	> 35 kg	2 amp	1 ampère	1 ampère	1 ampère	1 ampère

mais

Fonte: Directrizes nacionais para a gestão dos casos de paludismo no Mali 2016 Tomar ACTs orais logo que o paciente os possa engolir.

> Injeção de quinino (perfusão ou IM).

Dose recomendada

A quinina é administrada por perfusão intravenosa lenta (IV) misturada numa solução.

Dose de carga: 20 mg de sal de quinino/kg) na admissão em adultos e crianças

Dose de manutenção

Adulto: 10 mg/kg de sais de quinino (8,3 mg de base) diluídos em 10 ml/kg de uma solução hipertónica perfundida durante 4 horas com 10% de glucose, 4,3% de dextrose ou (0,9% de soro salino isotónico para diabéticos).

- Intervalo entre o início das infusões: 8 horas,
- Tempo de infusão: 4 horas.
- A duração do tratamento com quinino é de sete (7) dias.

NB: Tomar os comprimidos de quinino com água açucarada para evitar a hipoglicemia.

Quinino intramuscular (IM) Se a administração por perfusão intravenosa (IV) for impossível, administrar a mesma dose (10 mg/kg) por via intramuscular (IM) de 8 em 8 horas e continuar até o doente poder tomar o tratamento por via oral. A injeção deve ser administrada na face anterolateral da coxa. Dar ao doente água açucarada para evitar a hipoglicemia.

Nota: As injecções IM devem ser feitas o mais assepticamente possível na face antero-externa da coxa nas crianças e não nas nádegas.

Passar para a via oral utilizando CTAs logo que o estado do doente o permita.

4. Tratamento da malária em mulheres grávidas

O medicamento para o tratamento preventivo intermitente (TPI) continua a ser a Sulfadoxina-Pirimetamina (SP), que é recomendada para prevenir a malária durante a gravidez. A OMS recomenda um calendário de pelo menos quatro consultas pré-natais durante a gravidez. Recomenda-se que o IPT-SP seja administrado em todas as consultas pré-natais programadas a partir do início do segundo trimestre.

As redes mosquiteiras tratadas com inseticida devem ser fornecidas o mais cedo possível no primeiro trimestre. Uma dose única é administrada sob a forma de três comprimidos (500 mg de sulfadoxina e 25 mg de pirimetamina por comprimido), administrados sob observação direta. A IPTg-SP deve ser administrada a todas as mulheres grávidas, mas apenas no início do segundo trimestre.

As doses seguintes devem ser administradas em cada contacto pré-natal com um intervalo mínimo de 4 semanas.

A última dose pode ser administrada até ao momento do parto sem que isso represente um problema de segurança.

Quando é que devo evitar dar EM?

- Perguntar à mulher se tem alguma alergia às sulfonamidas, incluindo a SP, antes de a administrar. Se ela for alérgica às sulfonamidas, não lhe dê SP; concentre-se na DII e noutras medidas preventivas.

- Não administrar EM a mulheres durante o primeiro trimestre de gravidez.

- Não administrar SP a mulheres grávidas que estejam a tomar ácido fólico numa dose diária superior a 5 mg, uma vez que tal neutraliza a eficácia da sua ação antimalárica. A OMS recomenda uma dose diária de ácido fólico de 0,4 mg durante a gravidez.

- As mulheres que tomam cotrimoxazol para o tratamento de outras infecções (por exemplo, mulheres seropositivas) não devem tomar SP.

- Não administrar MS se a mulher o tiver tomado nas últimas 4 semanas.

A malária é grave nas mulheres grávidas, com um risco duas vezes maior:

- risco de acidente vascular cerebral grave na mãe.

- risco para o feto: aborto espontâneo ou parto prematuro.

Por conseguinte, qualquer infeção por malária numa mulher grávida deve ser tratada com urgência com quinino (o único medicamento que pode ser utilizado). No entanto, é de notar que o risco de hipoglicemia durante a infeção por *P. falciparum, que é* aumentado pelo quinino, é mais frequente nas mulheres grávidas.

> **Malária simples**

Primeiro trimestre de gravidez: sal de quinino comprrimë na dose de 10mg/kg a cada 8 horas durante 7 dias.

Segundo e terceiro trimestres de gravidez: AIC

> **Malária grave**

O artesunato é o tratamento de eleição. Se este medicamento não estiver disponível, o Artëmëther é preferível ao quinino no final da gravidez, uma vez que o quinino está associado a um risco de 50% de hipoglicemia.

NB: Passar para a via oral logo que a doente consiga engolir (Quinino em comprimidos para grávidas no primeiro trimestre de gravidez e CTA a partir do segundo trimestre de gravidez).

2.3.11 Meios de prevenção e de controlo da malária

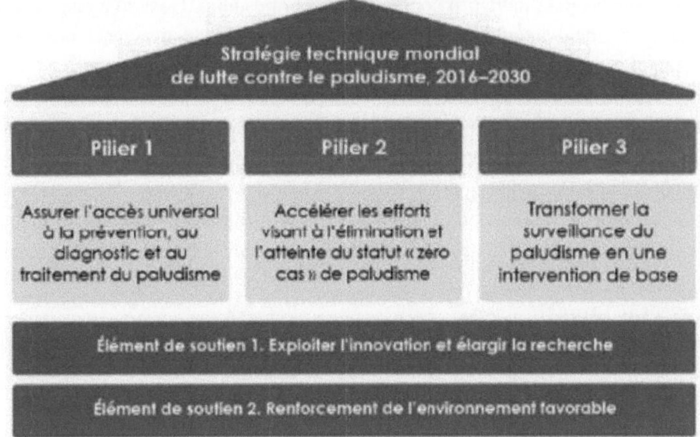

Figura 12: Os três pilares da Estratégia Técnica Mundial de Controlo do Paludismo
(Fonte: OMS, 2015)

Os esforços para controlar e prevenir a malária centram-se essencialmente na redução do contacto entre os seres humanos e os mosquitos, na redução do número de pessoas infectadas e na redução da população de mosquitos através de medidas de controlo dos vectores.

As estratégias mais eficazes utilizadas a nível mundial são :

- O controlo vetorial,
- A Quimioprevenção,
- Gestão de casos,
- Vigilância da malária.

O controlo dos vectores evita que os mosquitos adquiram ou transmitam a infeção através da utilização de mosquiteiros tratados com inseticida (MTI) ou de mosquiteiros tratados com inseticida de longa duração (REMILD) e da pulverização residual intradomiciliária (PRI).

A quimioprevenção suprime e previne as infecções nos seres humanos através do tratamento preventivo intermitente para mulheres grávidas (IPT) e da quimioprevenção sazonal (SCP).

Por último, a gestão de casos detecta, diagnostica, trata e cura as infecções utilizando testes de diagnóstico e tratamentos eficazes. A combinação de intervenções pode variar consoante o contexto específico de cada país.

A vigilância da malária detecta e examina todas as infecções por malária para prevenir infecções secundárias.

Mosquiteiros tratados com inseticida : Os mosquiteiros tratados com inseticida (MTI) e os mosquiteiros tratados com inseticida de longa duração (MILD) reduzem o contacto entre o homem e o mosquito, criando uma barreira protetora entre os mosquitos e o homem durante a noite, altura em que os mosquitos se alimentam normalmente. Quando utilizados de forma correcta e consistente, os MTI reduzem a mortalidade por todas as causas em 17% e o número de casos de malária em 50%. A principal diferença entre os MTI e os MILDA é que os MILDA são eficazes durante pelo menos 3 anos, enquanto os MTI são geralmente eficazes durante 12 meses.

A pulverização residual **interior** consiste em pulverizar as paredes e os tectos interiores das casas com insecticidas para reduzir o contacto homem-mosquito. Quando a taxa de cobertura da pulverização residual interior é elevada, toda a comunidade fica mais bem protegida, incluindo as famílias cujas casas não foram pulverizadas.

Tratamento preventivo intermitente

O tratamento preventivo intermitente para mulheres grávidas consiste em administrar a todas as mulheres grávidas uma dose de um medicamento antimalárico (atualmente sulfadoxina-pirimetamina) durante a gravidez para prevenir e controlar a malária. Recomenda-se que o TPI seja administrado às mulheres grávidas durante as consultas pré-natais de rotina no início do segundo trimestre e que as doses sejam tomadas com um intervalo de pelo menos 1 mês [62].

Quimioprevenção sazonal

O objetivo é prevenir a infeção durante os períodos de transmissão elevada, administrando a combinação SP+AQ (sulfadoxina-pirimetamina + amodiaquina) a crianças com idades compreendidas entre os 3 e os 59 meses, todos os meses, num máximo de 4 doses. Na maioria dos países, estes medicamentos são distribuídos principalmente de porta em porta [63].

Gestão dos casos de paludismo

A gestão eficaz do paludismo exige o acesso a testes de diagnóstico e a um tratamento atempado e eficaz. Recomenda-se a confirmação parasitológica rápida, quer por microscopia quer por testes de diagnóstico rápido, em todos os doentes suspeitos de terem paludismo antes de se iniciar o tratamento. Um tratamento rápido e eficaz implica receber tratamento antipalúdico nas primeiras 24 horas após o início dos sintomas da malária. O melhor tratamento disponível até à data, em particular para a malária causada pelo Plasmodium falciparum, é a terapêutica combinada à base de artemisinina, vulgarmente conhecida por ACT.

Vigilância da malária

A vigilância foi adoptada como uma intervenção completa de controlo da malária. O seu objetivo é detetar todas as infecções por paludismo, investigar todos os casos de infeção e assegurar que todos os casos detectados sejam tratados prontamente para evitar infecções secundárias. A vigilância permite monitorizar as doenças e responder de forma programática, tomando decisões com base nos dados recolhidos.

Vacinas contra a malária

As vacinas contra a malária, como a RTS, S/AS01 (RTS, S) e a R21 Matrix-M, são atualmente recomendadas pela OMS para prevenir a malária em crianças pequenas em África. São activas contra o *P. falciparum,* o parasita mais mortal em todo o mundo e também o mais comum em África. As vacinas contra a malária devem ser administradas num esquema de 4 doses a crianças a partir dos 5 meses de idade.

Tendo em conta os potenciais benefícios da vacina para a saúde pública, os principais órgãos consultivos da OMS sobre malária e imunização recomendaram conjuntamente a sua introdução gradual em áreas seleccionadas da África Subsariana.

Indicadores de saúde :

Atualmente, fazem parte integrante da epidemiologia no seu sentido mais lato. Servem para medir o estado de saúde através de índices numéricos, alguns dos quais complexos e baseados em vários factores. São completados por indicadores de risco, cujo objetivo é prever acontecimentos futuros com base em critérios observados.

Um indicador é uma medida que resume um conjunto de estatísticas ou que serve de medida indireta quando a informação não está disponível. Avalia um elemento de uma situação, descrevendo o seu estado ou a sua evolução de um ponto de vista quantitativo. Existem geralmente quatro categorias de indicadores de saúde:

• **Indicadores sociodemográficos:** dão uma imagem geral da população e do seu nível socioeconómico. São úteis para determinar as necessidades em matéria de saúde e de serviços.

• **Indicadores de saúde**: medem o estado de saúde de uma população em termos de mortalidade e morbilidade.

Malária, indicadores e índices.

A medição do paludismo avalia a intensidade da endemicidade do paludismo. Avalia a frequência e a distribuição do paludismo numa determinada população. Pode ser utilizada para definir os diferentes níveis de transmissão e endemicidade, permitindo adaptar as estratégias de controlo do paludismo ao biótopo em questão.

Malária e indicadores.

Podemos distinguir entre outros e de acordo com o seu interesse:

• Os que avaliam a infeção plasmodial:

Taxa de prevalência de infecções plasmodiais

Taxa de prevalência de infecções plasmodiais da placenta.

• As pessoas que apreciam a morbilidade do paludismo:

Taxa de incidência de paludismo sem complicações: é a taxa de episódios de febre associados a manifestações clínicas atribuídas ao paludismo sem complicações.

Taxa de incidência de paludismo grave: É a taxa de manifestações clínicas atribuídas ao paludismo grave.

Proporção de formas graves de paludismo.

Prevalência de baixo peso à nascença

Índices nos homens:

• Índice de Plasmodium (IP): É a percentagem de indivíduos de um determinado grupo etário (2 a 9 anos) portadores de formas assexuadas no sangue periférico. É utilizado para determinar o nível de endemicidade. Quando a doença é conhecida na região e o número de casos é esperado tendo em conta o local, o tempo e a população considerados, existem 4 níveis (percentagem da população): menos de 25%: hipo-endémico; 25 a 50%: meso-endémico; 50 a 75%: hiper-endémico; mais de 75%: holo-endémico.

• Índice esplénico: É a percentagem de crianças com idades compreendidas entre os 2 e os 9 anos que apresentam esplenomegalia. Este índice permite a classificação em zonas hipo-endémicas (índice esplénico de 0 a 19%), zonas meso-endémicas (índice esplénico de 20 a 49%), zonas hiper-endémicas (índice esplénico de 50 a 75%) e zonas holo-endémicas (índice esplénico superior a 75%). Atualmente, já não é utilizado.

• Índice de gametócitos: representa a percentagem de indivíduos portadores de gametócitos no sangue. Indica a capacidade de uma população humana infestar os vectores e, por conseguinte, o risco de infecciosidade de uma determinada população.

• **Evidência do vetor:** A importância do papel do anopheles na transmissão é avaliada por três indicadores:

• Índice de esporozoítos (SI): É a percentagem de anopheles portadores de esporozoítos nas glândulas salivares.

* Índice de oocistos (IO): É a percentagem de anopheles que transportam oocistos no revestimento do estômago. Este índice não é muito fiável porque a involução esporogónica pode abortar após a formação do oocisto.

* Taxa de inoculação entomológica: A taxa de inoculação entomológica ou EIR representa o número de picadas infestantes para humanos e por ииΠё de tempo. Esta ииΠё pode ser expressa em noites, meses ou aniK'e de acordo com as ётudes entomologiques rёalisёes.

3 ABORDAGEM METODOLÓGICA

3 METODOLOGIA

3.1 Localização e enquadramento do estudo :

O nosso estudo foi realizado na comuna I do distrito de Bamako, no bairro Mekin-Sikoro do CSCOM, o que pareceu importante para fazer um levantamento geral sobre esta localidade.

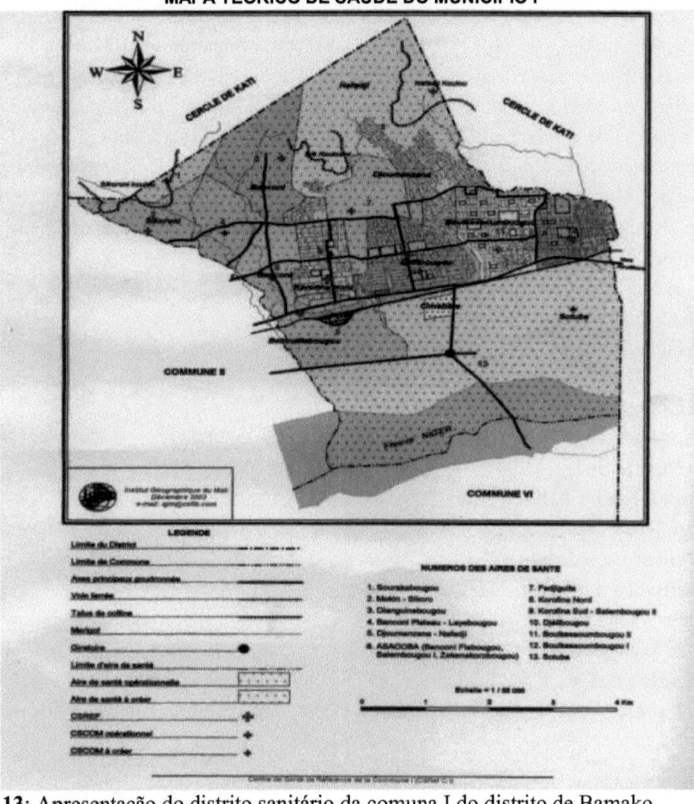

Figura 13: Apresentação do distrito sanitário da comuna I do distrito de Bamako

Apresentação do distrito de Mekin-Sikoro :

[2]M®kin-Sikoro cobre uma superfície de 9,39 km . O distrito é limitado a leste por Banconi, a norte por Dialakorodji, a sul pelo Hipódromo e a oeste por N'Gomi.

O distrito de Mekin-Sikoro compreende sete (07) sectores.

- SikoroBase
- SikoroPlateau
- SikoroFeres
- Sikoro   Faranida
- Sikoro   Papre
- Sikoro   Reassentamento
- Sikoro   Bamon

HISTÓRIA :

Mekin-Sikoro é o bairro mais antigo do distrito, à volta do qual foi construída a aldeia de Bamako pelo povo Niare. O seu nome deriva de uma árvore chamada "SI", que significa karit®. O fundador da aldeia de M®kin-Sikoro, Diamoussadjan Niare, terá vindo de Lambidou Soma Niakat® no círculo de Di®ma. Durante uma caçada, descobriu um sítio com três plantas de karit®. Pendurou o seu saco na primeira planta, as suas armas de guerra na segunda e foi sentar-se debaixo da terceira. Atraído por este lugar, decidiu fundar uma aldeia. Muito tempo antes, instalou-se em Mekin®, a 6 km do local descoberto, depois em Ginkoum®, deixando os seus filhos em M®kin. Segundo as autoridades locais, Djamoussadjan Niar® passava ocasionalmente um ano em M®kin-Sikoro, antes de se juntar aos seus filhos em M®kin e Tomo, onde também se instalou durante algum tempo. De facto, foram os bisnetos de Djamoussadjan Niar® que finalmente se instalaram em M®kin-Sikoro, dando-lhe o estatuto de aldeia. De acordo com a história, todos os Niar® de Bamako são originários de M®kin-Sikoro, que na altura era considerado o centro do poder. Desde a sua criação, o distrito de M®kin-Sikoro teve oito (8) chefes que se sucederam como chefes, nomeadamente :

- Kamory Niar® 1º chefe de distrito r®gna há: 37 anos
- S®riba Niar®: 40 anos
- Boh Niar®: 30 anos

Bakoroba Niare: 35 anos
- Bandiougou Niare: 27 anos
- Balte Niare: 7 anos
- Mamadou Niare : 1970-2021 :51 anos dëcëdë em 20/08/21
- Flakoro Niare: (desde outubro de 2022)

Em Mëкт-Sikoro, a sucessão à chefia é patriarcal.

3.2 Apresentação da CdH de Mekin-Sikoro

a.   Criação :

O Centro de Santë Communautaire de Mëкт-Sikoro é o fruto de uma feliz cooptação da O.N. G -IAMANEH-SUISSE. Foi oficialmente criada em 08 de março de 1993. O seu raio de intervenção abrange o distrito de Mëкт-Sikoro. Beneficia também as populações de outros distritos.

b.   Composição

O ComHC é composto por :

- Três (03) salas de consulta curativa, uma das quais é ийНзёе para serviço de plantão
- Cinco (05) salas para PN-PTME, CPON, declaração, PEV-CPES, PF e rastreio do cancro do colo do útero
- Uma (01) sala de parto,
- Um (01) quarto de fraldas com 6 camas
- Uma (01) maternidade^.
- Uma (01) sala de observação com 9 camas para doentes
- Uma (01) sala de tratamento (injecções e pensos),
- Um (01) laboratório,
- Um (01) ponto de venda diurno,
- Uma (01) venda dëp6t para custódia,
- Um (01) barracão para o IMR,
- Uma (01) loja na maternidade^,

- Um (01) quarto para CVD
- Dois (02) blocos sanitários para o pessoal,
- Um (01) bloco de duas latrinas para os doentes,

Uma (01) latrina para os doentes. -

No andar de cima, temos :

2 Uma sala de reuniões
3 Uma   sala de ultra-sons
4   Unetoilette
5 A farmácia para ARVs
6 Um gabinete para o presidente
7 Dois gabinetes para contabilistas, um dos quais é раЛадё com a direção сотке

3.3 Organização do ComHC Mekin-Sikoro :

O pessoal do CSCOM é composto por pessoal de apoio técnico (incluindo três médicos, um ^й^ёre d'Etat, um biólogo, sete parteiras, duas laborantines, uma matrona, duas enfermeiras obstétricas, um Gërante du dëpбt de vente, dois contabilistas, um zelador, um farmacêutico para ARV), está organizado da seguinte forma:

- O Mëdecin Directeur é responsável pelo centro e fornece consultas, tratamento de doenças comuns e gestão de apoio.

- O médico responsável pela saúde reprodutiva dá consultas e supervisiona as actividades da maternidade. O terceiro médico dá consultas curativas.

- As sete parteiras realizam partos, consultas pré-natais, planeamento familiar, consultas pós-natais e vacinação.

- O enfermeiro assiste o médico e presta cuidados médicos.

- O biólogo e os técnicos de laboratório efectuam análises laboratoriais.

- O gestor do armazém de vendas é responsável pela venda dos medicamentos.

- As enfermeiras obstétricas prestam cuidados obstétricos e fazem partos.

- A matrona assiste as parteiras e assegura igualmente a vacinação e o serviço de permanência;

- O depositário garante a segurança dos bens.

-As empregadas domésticas são responsáveis pela higiene, limpeza das instalações e manutenção do pátio da CSCOM.

-Estagiários.

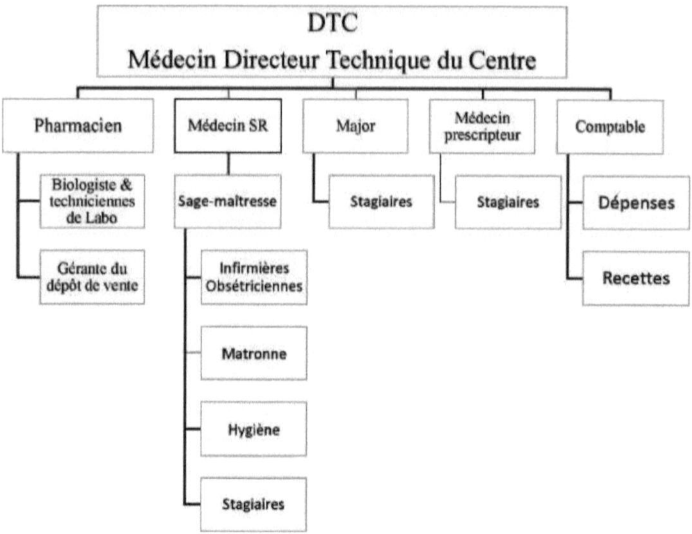

Figura 14: Organigrama da CSCom de Mëкт-Sikoro.

3.4 Actividades ComHC :

As actividades da ComHC são as seguintes

a. Curativo :
-   consultas (curativas, pré-natais, pós-natais, etc.);
-   parto ;
-   cuidados (injecções, infusões, pensos, suturas, etc.);
-   a luta contra o VIH/SIDA, a malária e outras doenças.
-   Cuidados abrangentes para adultos e crianças seropositivos
b. Medidas preventivas :
-   vacinação de crianças no âmbito do Programa Alargado de Vacinação antes da idade de um (1) ano;
-   vacinação de mulheres grávidas e mulheres em idade fértil com toxoide de Tëtanus;
-   Consultas pré-natais;

-   Consultas pós-natais;
-   parto ;
-   supervisão preventiva de crianças de zëro (0) a vinte e três (23) meses ;
-   acompanhamento regular dos doentes crónicos e dos doentes em risco ;
-   Planeamento familiar.
-   vacinação contra a COVID-19
c. Promocional
Preocupações :
•   Informação, Educação e Comunicação em Saúde (IECS);
•   promover actividades de higiene e saneamento ;
•   promover actividades de desenvolvimento comunitário.
d. Actividades de exame paraclínico :

- Sangue: gota espessa (GE), TDR, serologia de diagnóstico phelix de Widal, glicemia, ureia, creatinemia, antigénio HBs, serologia BW, TE, Hb, agrupamento/Rhesus; serologia -toxoplasmose ; fezes POK ; serologia e tipagem do VIH ;
- Urina: teste HCG, ECBU; albuminúria, glucosúria;
- Esputo: Os BAAR estão atualmente a ser analisados no CSCOM;

O teste de diagnóstico rápido da COVID-19

Ultrassom.

3.5 Mecanismo de gestão :

O CSCOM representa a unidade técnica operacional da ASCOMSI. A ASACO é gerida por dois órgãos democraticamente instituídos pela Assembleia Geral:

O Conselho de Administração e o Comité de Gestão. Como todos os outros CCA, as suas operações baseiam-se em recursos humanos, materiais e financeiros.

> O **Conselho de Administração:** O Conselho de Administração é o órgão de gestão da ComHC. Os seus membros são eleitos pela Assembleia Geral de entre os membros. Reúne-se de três em três meses em sessão ordinária e pode reunir-se em sessão extraordinária.

Exerce os poderes necessários à execução da política definida pela Assembleia Geral. Exerce os poderes necessários à execução da política definida pela Assembleia Geral.

Nesta qualidade, é responsável por :

- Convocar as reuniões ordinárias e extraordinárias da Assembleia Geral, que serão presididas pelo seu Presidente:
- Propor à Assembleia Geral o programa anual de actividades e o orçamento da ComHC
- Comunica as decisões da Assembleia Geral ao Comité de Gestão e assegura a sua aplicação. O Conselho de Administração é composto por dois representantes de cada localidade e distrito da área sanitária.

> **O Comité de Direção:** O Comité de Direção é o órgão responsável pela gestão corrente do programa anual do Centre de Santë Communautaire. Os seus membros são ёлиз pela Assembleia Geral da mesma forma que o Conselho de Administração. Reúne-se em sessão ordinária uma vez por mês e pode, se necessário, reunir-se em sessão extraordinária.

A sua missão consiste em :

- Conservar os registos contabilísticos da ComHC;
- Ordenar, executar ou delegar e justificar ;
- Aprovar, executar e receber as encomendas de medicamentos e de fornecimentos efectuadas pelo depositário e aprovadas pelo chefe de estação;
- Assegurar a manutenção e a reparação dos edifícios e do equipamento;
- Preparar e apresentar ao Conselho de Administração o relatório anual de actividades, o programa e o orçamento do Centro. O Comité de Direção é composto por seis (6) membros, incluindo o Chefe de Posto.

> **Recursos ComHC:** Os recursos ComHC consistem em receitas geradas por :

- Consultas curativas, pré e pós-natais;
- Parto ;
- Vacinas ;

- Cuidados ;
- A venda de medicamentos ;
- A venda de cartões de membro.

3.6 Tipo de estudo :

Este foi um estudo transversal baseado na utilização de registos de consultas clínicas e laboratoriais no CSCOM de Mekin-Sikoro durante 2021 e em entrevistas com doentes com malária em 2022 sobre a utilização de métodos de prevenção da malária (REMILDs, IPTs, SPCs).

3.7 Período de estudo :

[er]O estudo baseou-se em dados de registo de 1 de janeiro a 31 de dezembro de 2021 do CSCOM de Mekin-sikoro. Os doentes com malária foram entrevistados em outubro de 2022.

3.8 A população do estudo :

O nosso estudo incidiu sobre todas as pessoas consultadas no CSCOM de Mekin-Sikoro durante o ano de 2021 que tinham feito uma gota espessa ou um RDT (teste de diagnóstico rápido da malária), e uma amostra de doentes com malária em 2022 foi também questionada sobre a utilização de medidas antipalúdicas.

3.9 Critérios de inclusão

Todas as pessoas atendidas em consulta no centro de saúde comunitário de Mekin-Sikoro durante 2021 que fizeram uma gota espessa ou um RDT da malária.

3.10 Critérios de não-inclusão

Doentes atendidos em consulta que não fizeram uma gota espessa ou um RDT para a malária durante 2021.

3.11 Dimensão da amostra e amostragem

Tendo em conta a disponibilidade dos registos e o tempo disponível, realizámos uma amostragem que abrangeu o ano de 2021 para a utilização de dados de rotina do ComHC.

A dimensão da amostra para o trabalho sobre as medidas de controlo da malária é de 234 pessoas para a entrevista, obtida através da fórmula de Daniel Schwartz:

$$n = Za^2 \frac{pq}{i^2}$$

n: dimensão da amostra

Z: parâmetro Hë com risco de erro, Z = 1,96 para um risco de erro de 5 %.

P: Prevalência da malária em Bamako de acordo com o EIP, 2021

q : Pessoas não doentes p :1-P

i: precisão fixada em 5%.

P= 3375 / 18059= 0,186 en 2021

$$n = 3{,}8416 \cdot \frac{(0{,}186 \times 1 - P)}{(0{,}05)^2} = 233{,}6 \approx 234$$

3.12 Variáveis medidas

Utilização de registos

As informações recolhidas abrangem :

- Identificação do doente (sociodëmográfica)

> Nome

> Nome próprio

> Idade

> Género

> Grupo étnico

> Profissão

> Rësidence

- Clínica :

Malária simples

> Febre, Calafrios, Cëphalëe, Erupção cutânea, Dores, Dor abdominal, Náuseas, Vómitos, Anorexia, Astenia, Insónia, Perda de peso, Tosse/frio, Diarreia, Tonturas

Malária grave

> Convulsão, anemia grave, prostração,

- Parasitologia

> Parasitemia

> Teste de diagnóstico rápido (RDT),

- Cumprimento do tratamento

Um tratamento foi considerado correto se a escolha da molécula, a dosagem, o método de administração e a duração estivessem em conformidade com as recomendações do programa nacional de controlo da malária no Mali.

3.13 Definições operacionais

Método de diagnóstico da malária: conjunto de procedimentos ou instrumentos utilizados para confirmar a malária.

Regime terapêutico: conjunto de métodos de utilização de medicamentos (via, forma, dosagem e duração do tratamento).

3.14 Realização do estudo

Utilização de registos clínicos

[er]Seis (6) registos de consultas clínicas foram utilizados para recolher dados de pacientes vistos em consulta que tinham sido submetidos ao teste de confirmação biológica (GE ou RDT) para malária clínica notificada durante o período do inquérito (de 1 de janeiro a 31 de dezembro de 2021). Cerca de 86 registos incompletos (1,28%) foram rejeitados para obter resultados fiáveis.

Utilização de registos de laboratório

Foram utilizados três (3) registos de laboratório para recolher determinadas informações (dados sociodemográficos, exames complementares e respectivos resultados (qualitativos e quantitativos).

Estas informações nem sempre incluíam a idade, o local de residência ou o resultado da análise.

Entrevistar doentes com malária

Para realizar este trabalho, entrevistámos 234 pessoas cujos dados foram recolhidos num formulário de inquérito para a ocasião com pacientes de todas as idades (as mães responderam em nome dos seus filhos) no laboratório para recolher as suas opiniões informadas:

> Conhecimentos e atitudes sobre as medidas preventivas de luta contra a malária > Causas da transmissão da malária

> Cuidados Regus.

3.15 Plano de gestão e análise de dados

A introdução de dados foi ële feita em Excel a partir dos vários registos (clínicos e laboratoriais) e da ficha de entrevista do doente que os acompanhava. A análise dos dados foi efectuada com recurso ao software SPSS. A análise de dados consistiu no cálculo de :

- A incidência anual de malária
- A frequência dos sinais/sintomas da malária
- Frequência de utilização de GE e TDR
- Carga parasita média mais ou menos ë desvio padrão
- A frequência de transporte de gamócitos
- Frequência de utilização de medidas de controlo da malária

Foram utilizadas tabelas de frequência para apresentar as variáveis qualitativas. Para as variáveis quantitativas foram calculadas as médias e os desvios-padrão. A procura de associação entre as variáveis qualitativas foi efectuada através de testes estatísticos Chi2. As inferências estatísticas foram efectuadas com um risco alfa de 0,05.

3.16 Controlo de qualidade da leitura de gotas espessas :

É necessário um diagnóstico biológico rápido e preciso para o tratamento correto da malária. Extraímos 72 lâminas (positivas e negativas) lidas no CSCOM durante as nossas visitas de rotina para controlo de qualidade por um microscopista experiente do MRTC. Este controlo centrou-se na identificação das espécies plasmodiais e na contagem de parasitas. Foram calculados a sensibilidade, a especificidade, a concordância kappa e os valores preditivos.

3.17 Aspectos éticos :

Obtivemos a autorização do Diretor Técnico do CSCOM de Mekin-Sikoro, que explicou a importância do estudo a todo o seu pessoal e ao comité de gestão do CSCOM.

As normas éticas foram respeitadas durante a entrevista dos pacientes/prestadores de cuidados, através da obtenção do seu consentimento verbal. O nome do paciente não foi mencionado nos formulários de inquérito.

Todos os formulários tinham códigos de identificação que não podiam ser rastreados até aos participantes no estudo.

É de salientar que todos os doentes aceitaram colaborar connosco sem se recusarem, e outros não regressaram depois de receberem as receitas para verificação.

4.1 Análise dos registos (clínicos e laboratoriais)

O período de estudo de janeiro a dezembro de 2021 permitiu-nos utilizar os vários registos da consulta clínica e do laboratório do CSCOM.

No total, analisámos 6716 registos de doentes submetidos a gota espessada e/ou RDT, dos quais 2140 (31,9%) eram crianças dos 0 aos 5 anos.

4.1.1 Características sócio-demográficas

A maioria dos doentes eram mulheres (58%), com um rácio de sexo de 1,38.

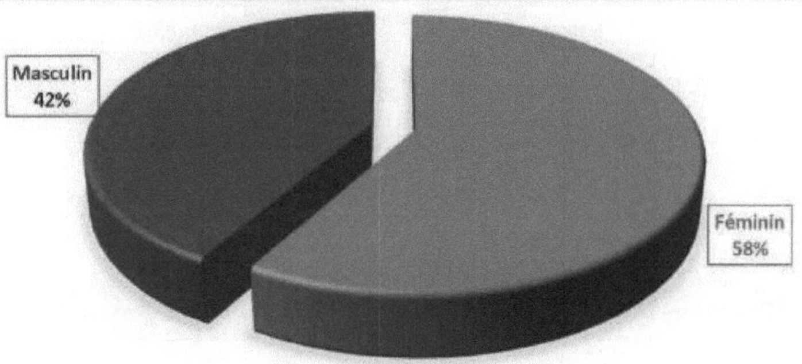

Figura 15: Repartição dos participantes por género

Quadro 7 ^Distribuição dos participantes por grupo etário

Idade	Força de trabalho	%
0-5 anos	2140	31,9
6-10 anos	642	9,6
11-20 anos	1324	19,7
21-45 anos	2089	31,1
46-65 anos de idade	383	5,7
> 65 anos	138	2,1
Total	**6716**	**100**

A idade média foi de 21,54 anos, com um mínimo de 1 mês e um máximo de 85 anos.

O grupo **etário dos 0-5 anos** foi maioritário na nossa população de estudo, com **31,9%**, seguido do grupo **etário dos 21-45 anos**, com **31,1%**.

Grupo étnico	Força de trabalho	%
Bambara	**2135**	**31,8**
Dogon	**589**	**8,8**
Malinke	**559**	**8,3**
Peulh	**805**	**12**
Sarakole	**1313**	**19,6**
Senoufo	**184**	**2,7**
Sonrhai	**318**	**4,7**
Outros	**813**	**12,1**

| Total | 6716 | 100 |

Outros: Bozo; Kassonka; Wolof; Dafing; Mossi; Mianka; Maure; Bobo.

A etnia Bambara era maioritária, seguida da etnia Sarakote, que representava 31,8% e 19,6%, respetivamente.

Quadro 9: Rëpartição dos doentes por profissão

Profissão	Força de trabalho	%
Retalhista	510	7,6
Estudante	1253	18,7
Criança	1683	25,1
Menageiros	1543	23
Bebé	632	9,4
Trabalhador	285	4,2
Pessoas idosas	268	4
Outros	542	8
Total	6716	100

Outros: Motorista; Alfaiate; Eletricista; Profissional de saúde; Professor; Agente de polícia.

Children and Mënagëres ëtaient les plus reprësentës dans notre ëtude soit respectivement 25,1% et 23% suivi des Eteves a 18,7%.

Quadro 10: Repartição dos doentes por origem

Residência	Força de trabalho	%
Banconi	263	3,9
Dialakorodji	60	0,9
Gabacoro	105	1,6
Gomi	103	1,5
Hipódromo	1125	16,8
Sikoro	4842	72,1
Outros	218	3,2
Total	6716	100

Outros: Boulkassoumbougou ; Djëlibougou ; Mëdina-Coura, Nafadji ; Moribabougou ;
A maioria dos pacientes atendidos no centro provinha de Sikoro, cerca de 72,1%.

4.1.2 Características clínicas dos doentes :

Quadro 11: Repartição dos doentes por motivo de consulta durante os períodos de transmissão (quente-seco; frio-seco; estação das chuvas)

Sintomas/Mês	N	Febre		Cefaleias		Arrepios		Vómitos	
		n	%	n	%	N	%	n	%
Estação seca e quente									
março	620	403	65	233	37,6	47	7,6	139	22,4
abril	491	300	61,1	167	34	25	5,1	91	18,5
maio	276	177	64,1	92	33,3	18	6,5	45	16,3

junho	469	280	59,7	180	38,9	36	7,7	102	21,7
Total	**1856**	**1160**	**62,5**	**672**	**36,2**	**126**	**6,79**	**377**	**20,31**
			Estação fria						
janeiro	420	235	55,9	143	34,1	28	6,7	87	20,7
Fëvrier	348	183	52,6	122	35,1	16	4,6	55	15,8
novembro	530	394	74,3	268	50,6	88	16,6	131	24,7
Dëcembre	708	482	68,1	277	39,1	118	16,7	*201*	*28,4*
Total	**2006**	**1294**	**64,51**	**810**	**40,4**	**250**	**12,46**	**474**	**23,63**
			Época das chuvas						
julho	586	393	67,1	236	40,3	76	13	115	19,6
agosto	771	488	63,3	273	35,4	99	12,8	194	25,2
setembro	688	413	60	286	41,6	81	11,8	133	19,3
outubro	809	526	65	435	53,8	126	15,6	203	25,1
Total	**2854**	**1820**	**63,77**	**1230**	**43,1**	**382**	**13,38**	**645**	**22,6**

Outros: Courbature, dor abdominal, tonturas, diarreia, tosse/frio, anorexia, perda de peso

Os sinais mais comuns nos doentes foram a febre (**64,51%**) na estação fria, seguida de dores de cabeça (**43,10%**) no inverno, vómitos (**23,63%**) na estação fria e arrepios (**13,38%**) na estação das chuvas.

Tabela 12: Rëpartição dos casos de febre por faixa etária.

Idade/Morte	Febre +	%	Total
0 a 5 anos	1752	**82**	**2140**
6 a 15 anos	808	**70**	**1148**
16 anos ou mais	1714	**50**	**3425**
Total	4274	**64**	**6713**

No nosso estudo, 82% das crianças com menos de 5 anos de idade foram as mais afectadas pela febre. [2]Verificou-se uma diferença estatisticamente significativa entre os grupos etários na ocorrência de febre (*Chi =-603,7; OR=6,4; p<* 10-3).

Quadro 13: Repartição mensal dos doentes por sexo.

Mês		Masculino		Feminino		Total
	n	**%**	**n**		**%**	
janeiro	158	37,62	262	62,38		420
fevereiro	139	39,94	209	60,06		348
março	249	40,16	371	59,84		620
abril	176	35,85	315	64,15		491
maio	115	41,67	161	58,33		276
junho	179	38,17	290	61,83		469
julho	241	41,13	345	58,87		586
agosto	333	43,19	438	56,81		771
setembro	320	46,51	368	53,49		688
outubro	372	45,98	437	54,02		809
novembro	216	40,75	314	59,25		530

| dezembro | 299 | 42,23 | 409 | 57,77 | 708 |
| Total | 2797 | 41,65 | 3919 | 58,35 | 6716 |

Dos 6716 casos com um teste de confirmação da malária, (3919) eram do sexo feminino (58%) e (2797) do sexo masculino (42%). [2]Registou-se uma diferença estatisticamente significativa entre os sexos durante os meses do estudo (Chi = 27, $p=0,005$).

4.1.3 Perfil de diagnóstico da malária

Tabela 14: Rĕpartição dos doentes de acordo com a gota ëpaisse e o resultado do RDT (Registo Laboratorial).

Exame	Resultados dos exames				
	Positivo	**%**	**Negativo**	**%**	**Força de trabalho**
GE	3435	51,5	3239	48,5	6674
TDR	15	18,75	65	81,25	80
Total	3450	0,51	3304	0,49	6754

A partir desta distribuição, observamos que 51,5% dos participantes tiveram uma gota ëpaisse positiva contra 48,5% de gota ëpaisses negativa.

De um total de 80 casos que beneficiaram de RDT, 18,75% apresentaram resultados positivos.

Tabela 15: Distribuição dos pacientes de acordo com as estações de transmissão e o resultado da gota ëpaisse.

Mês/GE	GE +	%	Total
	Estação seca		
março	254	41,2	617
abril	195	39,8	490
maio	123	44,6	276
junho	223	47,9	466
Total	795	43	1849
	Estação fria		
janeiro	160	38,7	413
fevereiro	146	42,6	343
novembro	355	67,6	525
dezembro	327	46,3	706
Total	988	49,72	1987
	Época das chuvas		
julho	317	54,5	582
agosto	389	51	763
setembro	386	56,4	685
outubro	560	69,3	808
Total	1652	58,21	2838

[2-3]A estação chuvosa (meses de alta transmissão) apresentou o maior número de gotas espessas positivas em nosso estudo, cerca de **58,21%** dos casos; houve uma diferença

estatisticamente significativa entre o mês e o resultado da gota espessa (Chi =272,3, $p<10$).

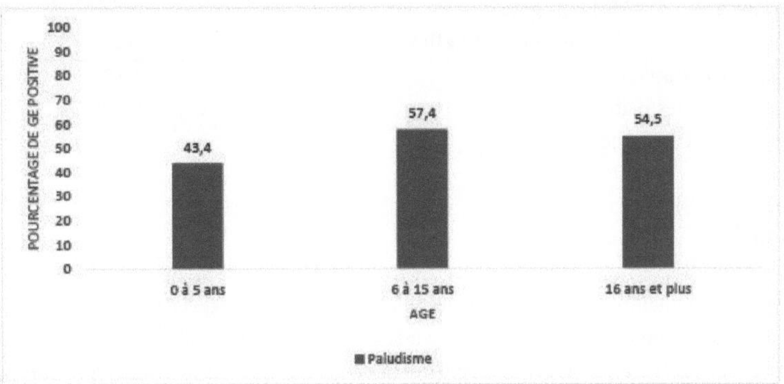

Figura 16: Rëpartição de casos de paludismo por grupo etário.

[2-3]O grupo etário dos 6 aos 15 anos teve mais gota ëpaisse positiva durante o nosso, feito houve uma diferença estatisticamente significativa entre os grupos etários em relação à gota espessa ((Chi = 84>5,99 ;$p<10$; OR=2,5)

Tableau 16: Repartição dos doentes por tipo de paludismo (GE e/ou RDT)

Fenótipo da malária	Força de trabalho	(%)
Malária simples	3424	99,45
Malária grave	19	0,55
Total	3435	100,00

A malária simples foi a mais frequente, representando 99,45% dos casos no nosso estudo.

4.1.4 Tratamento dos casos de paludismo :

Tableau 17: Rëpartição dos pacientes de acordo com os medicamentos antimaláricos regus e de acordo com o resultado da gota ëpaisse.

Medicamentos	Negativo	%	Positivo	%	Total N
Quinimax injetável	398	20,65	1529	79,35	1927
Injeção de artesunato	125	17,46	577	80,59	702
Artemether injetável	584	36,39	1021	63,61	1605
Xarope de amodiaquina	282	95,92	12	4,08	294
Arteméter-Lumefantrina cp	973	84,76	175	15,24	1148
Quinimax+ Artesunato injetável	0	0	2	100	2
Quinimax+ Artemether injetável	8	24,24	25	75,76	33
Quinimax+Arteméter-Lumefantrina cp	7	23,33	23	76,67	30
Artesunato+ Amodiaquina sp	0	0	4	100	4
Artesunato+ Arteméter-Lumefantrina cp	0	0	6	100	6
Artemeter injetável + Artemeter-Lumefantrina cp	14	33,33	28	66,67	42
Sulfadoxina-pirimetamina	1	100	0	0	1
Total	2392	41,18	3402	58,57	5794

No nosso estudo, verificámos que a quinina injetável, seguida do ΓArtëmëther injetável e do Art^sunate injetável, foram os fármacos anti-maláricos mais presentes, **73,1%** (4234/5794).

Tableau 18: Rëpartições de pacientes de acordo com o tratamento na malária grave.

Medicamentos	Malária grave	
	Força de trabalho	**(%)**
Injeção de quinino9		**47,37**
Injeção de artesunato5		26,32
Injeção de Artemether1		5,26
Quinimax+ Artesunato1		5,26
Referência ao CSRef C13		15,79
Total19		**100**

No tratamento da malária grave no nosso estudo, mais de metade dos casos foram tratados com quinino injetável (47,37%), seguido de artesunato injetável (26,32%).

Quadro 19: Frequência da prescrição de medicamentos associados ao tratamento antipalúdico

Medicamentos	Números (N=6716)	(%)
Analgésicos/antipiréticos	5698	84,8
Antibióticos	**6195**	**92,2**
Outros medicamentos	4848	72,2

Outros: complexo de vitamina B; ferro + ácido fólico; dexametasona; albendazol, etc. Os antibióticos **(92,2%)** e os antipiréticos **(84,8%)** foram os medicamentos mais frequentemente associados ao tratamento antimalárico.

Tabela 20: Rëpartição dos pacientes por mês e adesão ao tratamento.

Estações de Transmissão/Processamento	Conformidade	%	Total
Estação seca e quente			
março	139	26,5	525
abril	114	27,1	421
maio	53	22,8	232
junho	103	24,3	423
Total	**409**	**25,55**	**1601**
Estação fria			
janeiro	97	26,7	363
fevereiro	78	29,7	263
novembro	55	11,4	484
dezembro	140	23,6	594
Total	**370**	**21,71**	**1704**
Época das chuvas			
julho	97	18,7	519
agosto	141	21,6	654
setembro	114	18,8	606
outubro	107	14,1	757
Total	**459**	**18,1**	**2536**

[2-3]Dos 5841 pacientes que receberam tratamento para a malária, cerca de 1238 pessoas (21%)

cumpriram o protocolo estabelecido pelo PNCM, pelo que se verificou uma diferença estatisticamente significativa no cumprimento do tratamento consoante o mês (*Chi = 95, p<10*).

Tabela 21: Rëpartição dos pacientes de acordo com a conformidade do tratamento antimalárico com as directrizes do PNMC.

Tratamento	Força de trabalho	%
Conformidade	**1238**	**21,2**
Não conforme	4603	78,8
Total	**5841**	**100**

Em 21,2% dos casos, o tratamento foi efectuado em conformidade com o plano nacional de tratamento elaborado pelo PNCM.

4.1.5 Controlo de qualidade da leitura de lâminas de gotas espessas

Tabela 22: Distribuição dos pacientes de acordo com o resultado do teste de gota espessa no MRTC - Parasitologia e no CSCOM de Sikoro

Resultado da GE		Resultado GE MRTC		Total
		Positivo	Negativo	
CSCOM Sikoro	Positivo	24	29	53
	Negativo	1	18	19
	Total	25	47	72

A sensibilidade da leitura da gota espessada foi de 96% no nosso estudo (24/25), uma especificidade de 38,3% (18/47), um valor preditivo positivo de 45,3% (24/53) e um valor preditivo negativo de 94,7% (18/19). A concordância entre as duas leituras (CSCOM Sikoro versus MRTC - Parasitologia) foi de **27,2%.**

4.2 Entrevistar pacientes/pais : Utilização de medidas de prevenção da malária

O período de estudo, de junho de 2022 a julho de 2023, permitiu-nos recolher dados de 234 pessoas de todas as idades. Todas as pessoas incluídas tinham sido diagnosticadas com malária e tratadas no CSCom de Mekin-Sikoro.

Quadro 23: Formas de prevenção do paludismo

Meios de prevenção	Sim		Não		Frequentemente		Total
	Força de trabalho	%	Força de trabalho	%	Força de trabalho	%	
Utilização de MTI	157	66,5	77	32,6	2	0,9	236
Tomada SP/FE	5	31,3	11	68,7	0	0	16

A maioria das pessoas inquiridas (66,5%) no nosso estudo utilizava redes mosquiteiras tratadas com inseticida para prevenir a malária.

Mais de metade (**68,7%**) das mulheres grávidas inquiridas não tinham tomado pelo menos uma dose de sulfadoxina-pirimetamina antes do inquérito.

Tableau 24: Conhecimento da causa da transmissão do paludismo pelos pacientes/pais

Causas	Força de trabalho	%
Mosquito	**183**	**77,5**

	47	19,9
Outros		
Mosquitos e outros	**6**	**2,5**
Total	**236**	**100**

77,5% das pessoas inquiridas sabiam que a malária é transmitida por mosquitos.

Tableau 25: Rёpartição dos pacientes entrevistados de acordo com 1 exame biológico иЙНзё para confirmação do diagnóstico de malária.

Exame	Força de trabalho	%
GE	**201**	**85,2**
TDR	4	1,7
GE e TDR	31	13,1
Total	**236**	**100**

Dos pacientes com Ьёпёййё um teste biológico para confirmar o diagnóstico, **85,2%** ёtaited ёpaisse gout versus **1,7%** TDR.

Tableau 26: Taxa de gota positiva ёpaisse (GE) em pacientes de Interviewёs.

Resultado	Força de trabalho	%
Positivo	**82**	**34,7**
№gativo	154	65,3
Total	**236**	**100**

No nosso inquérito, observámos que **65,3%** dos participantes tinham gota ёpaisse iregativa contra **34,7%** que tinham gota ёpaisse positiva.

5 Comentário e discussão :

Os resultados obtidos com a metodologia que aplicámos suscitaram comentários e discussões em relação aos resultados de outros estudos semelhantes.

- CARACTERÍSTICAS SÓCIO-DEMOGRÁFICAS :

> **Idade**

A idade média foi de 21,54 anos, com um mínimo de 1 mês e um máximo de 85 anos.

O nosso estudo mostrou que o grupo etário **dos 0-5 anos** foi o mais representado, com 2.140 pessoas **(31,9%),** seguido do grupo **etário dos 21-45 anos (31,1%).** Este resultado é semelhante ao de **Sidibe. I em 2019 na comuna III do distrito de Bamako**, que encontrou 43,27% **[67]**, o que parece estar ligado ao facto de este grupo etário ser o mais vulnerável porque não tem premunição.

> **Género**

No total, registámos 6716 participantes durante o nosso inquérito no CSCom de Mekin-Sikoro, com um rácio de sexo a favor das mulheres de 1,38, ou seja, **58%.** Este resultado é coerente com o encontrado por **Fomba.S et *al* em 2018** durante o seu estudo na comuna V do distrito de Bamako **[64]**, que encontrou uma predominância feminina de 57,3%. Em contrapartida, **Oureiba.A** em Kalifabougou em 2021 **[2]** encontrou **51,6%** de gargantas e **48,4% de** raparigas, com uma relação de sexo de 1,06 a favor dos homens.

Esta diferença pode ser explicada pela frequência de mulheres nos agregados familiares na altura da recolha de dados no nosso estudo.

> **Grupo étnico**

Na população do nosso estudo, o grupo étnico Bambara foi o mais representado, com **31,8%,** seguido do Sarakole, que representou **19,6%.** O resultado do nosso estudo foi inferior ao do estudo de **Dia.S** et *al* em Kambila (Kati) em 2011**[23]** que constatou que os Bambara estavam mais representados com **59,56%** da população total, seguidos dos Sarakoles **(34,22%),** Peulhs **(4,89%)** e Malinkes **(1,33%).** Esta diferença pode ser explicada pela distribuição zonal dos grupos étnicos no Mali.

> **Residência**

Em termos de área de saúde, a maioria dos casos de malária registados residia em Mëкт-Sikoro, com uma prevalência de **72,1%,** o que constitui um elemento importante da política de saúde do Mali de aproximar os cuidados de saúde da população.

> **Profissão ou atividade profissional**

As crianças que não frequentam a escola e os menagëres foram os mais representados com, respetivamente

25,1% e 23%, seguidos pelos alunos com 18,7%. Estes números são comparáveis aos obtidos por **Kone.C et *al.* em Bancoumana em 2020 (Kati) [65]**; que encontraram 29,3% e 26,0% respetivamente entre crianças e homens, seguidos por alunos e agricultores.

• **As principais manifestações clínicas encontradas durante o período de estudo :**

O diagnóstico de malária presuntiva, efectuado após exame clínico, baseou-se mais frequentemente em sinais clínicos sugestivos de malária. Os principais sinais relatados pelos pacientes no nosso estudo foram febre (63,6%), seguida de dor de cabeça (40,44%), tosse/frio (28,8%) e vómitos (22,3%); resultados semelhantes foram observados no estudo de **Dia.S et al. em Kambila (Kati)** em 2011**[23]**, em que a febre foi o sinal mais comum entre os casos de malária (41,46%), seguida de dor de cabeça (36,16%), dor abdominal (13,76%) e vómitos (9,61%);

Isto pode ser explicado pelo facto de as pessoas estarem muito mais familiarizadas com os primeiros passos a dar em caso de febre nas crianças.

O mês de outubro foi o mais representado, com 17,8% dos casos, correspondendo ao pico de alta transmissão sazonal.

- **Perfil de diagnóstico :**

Os nossos resultados mostraram que o teste de diagnóstico mais utilizado foi a gota espessa, com 85,1% dos pacientes entrevistados, o que está de acordo com o estudo de **Guindo.D** em **Kalabancoro, em 2020**, que encontrou 78% de casos de gota espessa no seu estudo [66]. Isto pode ser justificado pelo facto de ser recomendado pelas directrizes de gestão da malária relativamente ao diagnóstico. Estas directrizes estipulam que, em caso de suspeita de malária, é imperativo realizar um teste de diagnóstico (RDT, gota espessa). Deve também acrescentar-se que o custo é acessível à população; estava disponível no ASACOMSI durante o nosso estudo. Devemos também acrescentar que é mais específico do que o RDT, que não pode dar parasitemia.

Com apenas 18,75% dos diagnósticos confirmados por um RDT, o nosso resultado é semelhante ao dos Inquéritos Demográficos e de Saúde do Mali de 2018, com 19% de RDT positivos em crianças com menos de 5 anos de idade [5]. Ao contrário do estudo de **OUREIBA.A em Kalifabougou em 2021 [2], a** prevalência de malária confirmada por RDT foi de 97,8% no seu estudo. Esta diferença pode ser explicada pelo facto de os RDT não terem sido utilizados sistematicamente para a confirmação biológica da malária no centro de saúde comunitário de Mekin-Sikoro.

- **Perfil terapêutico :**

O inquérito sobre os itinerários terapêuticos mostrou que :

O quinino e o artemeter foram os medicamentos antimaláricos mais prescritos, respetivamente 44,95% e 30,01%, seguidos do artesunato 16,96%.

O tratamento antipalúdico administrado durante o nosso estudo estava em conformidade com as directrizes nacionais em 21,2% dos casos, em contraste com o resultado obtido por **Sidibe. I em 2019 na comuna III do distrito de Bamako**, que constatou que 90,97% das prescrições de medicamentos estavam em conformidade com as recomendadas pelo PNLP [67]. A inadequação do tratamento dizia frequentemente respeito tanto à escolha da molécula como à dosagem.

Isto pode ser explicado pelo facto de o custo do quinino poder influenciar a motivação dos prescritores para o prescreverem.

Este incumprimento pode também dever-se a uma formação inadequada do pessoal de saúde em matéria de gestão do paludismo, em conformidade com o quadro político do PNCM.

Conhecimentos sobre a forma como a malária é transmitida

No nosso estudo, as picadas de mosquito foram mais frequentemente mencionadas por 77,5% dos participantes. Esta taxa pode possivelmente ser explicada pelo impacto da sensibilização e da distribuição em massa de MTI no distrito sanitário de Bamako. Este resultado é próximo dos obtidos pelo **Enquete sur les Indicateurs du Paludisme (EIPM) em 2021 [71]** e pelo **EDSM-VI em 2018 [5]**, respetivamente 72,7 % e 73 %; é claramente superior aos obtidos por **C. NDO et al em setembro de 2011 nos Camarões [72]**, que encontraram 69 %. Estes resultados poderiam ser explicados, em parte, por uma maior aceitação pela população dos benefícios da utilização de MTI, mas também pelos esforços cada vez maiores do PNCM e dos seus parceiros para fornecer à população meios de prevenção da infeção pelo paludismo.

A maioria dos participantes (77,5%) citou a picada da fêmea do anopheles como o modo de transmissão da malária, enquanto outros citaram: o consumo de ovos, o consumo de frutas e/ou legumes que não foram lavados ou foram mal lavados, o consumo de alimentos ricos em gordura, o consumo de alimentos impróprios e o consumo de água suja. Este resultado é semelhante ao obtido por **C. NDO et al. em setembro de 2011 nos Camarões [72]**, que constataram que as picadas de mosquito eram 82% da causa da malária no seu estudo.

- **Meios de luta contra a malária**

No nosso estudo, a maioria das pessoas conhecia os meios de prevenção da malária. Entre eles, o mosquiteiro impregnado de inseticida era o método mais conhecido e utilizado pela população com 66,5% em comparação com outros métodos, o que é claramente inferior ao obtido por **Larissa TAGNE MEKOWA. L** em Koulouba, Sogonafing e Point G em 2021, que encontrou 85,55% **[68]**. Esta diferença pode ser explicada pelo facto de os nossos indivíduos utilizarem outros meios de proteção contra o paludismo para além da rede mosquiteira, e também pelo facto de nem todos terem uma rede mosquiteira.

Mais de metade **(68,7%)** das mulheres grávidas inquiridas declararam não ter tomado pelo menos uma dose de sulfadoxina-pirimetamina antes do inquérito. Isto pode ser explicado pelo facto de o inquérito ter sido realizado no laboratório durante o seu primeiro controlo pré-natal, ou seja, no primeiro trimestre de gravidez.

Controlo de qualidade

Desde março de 2009, a OMS (OMS, PNLP-MALI 2016) **[61]** recomenda um diagnóstico biológico antes de qualquer tratamento antipalúdico. É necessário um diagnóstico biológico rápido e preciso para o tratamento correto da malária. Assim, para o controlo de qualidade, foi retirado aleatoriamente um total de 72 lâminas do CSCOM de Mekin-Sikoro. Os resultados do controlo de qualidade mostraram concordância com kappa (27,2%), boa sensibilidade (96%), fraca especificidade (38,7%) e valores preditivos (valor preditivo positivo: 45,3%; valor preditivo negativo aceitável: 94,7%).

Apenas a espécie *Plasmodium falciparum* foi diagnosticada em Mekin-Sikoro e no MRTC para controlo de qualidade O controlo de qualidade da leitura de gotas ë espessas durante um estudo тепёе em diferentes níveis da pirâmide de saúde no Mali indicou 56% de resultados falsos positivos e uma concordância de 49,3% em comparação com os resultados do serviço de referência, o Departement d'Epidemiologie des Affections Parasitaires (DEAP), de acordo com um estudo realizado por **A. Dolo et al em 2010 [73]**. As causas das discrepâncias são puramente quantitativas.

Limitações do estudo :

Embora o nosso estudo tenha produzido resultados que podem ser úteis para as políticas, tem algumas limitações que devem ser tidas em conta:
- Sub-aplicação de instrumentos de diagnóstico biológico (RDT) ;
- A não comunicação sistemática de todos os dados clínicos e biológicos da malária no registo de consultas.
- A revisão da literatura continha pouca informação sobre a gestão adequada da malária na área de estudo, o que levantou algumas questões durante a discussão.
- Desconsideração da CPS, da fumigação e da pulverização intra-domiciliária como medidas preventivas

6 CONCLUSÃO

A malária 6foi a causa mais frequente de consulta no CSCOM de Мёкт-Sikoro. Esta frequência é Hёc uma sazonalidade^ da malária com o número máximo de casos no pёriode hivernale (julho-outubro) com uma grande suscetibilidade^ de casos em crianças dos 6-15 anos. Os sinais clínicos mais frequentes foram febre, dor de cabeça, vómitos e calafrios. Bons conhecimentos sobre como prevenir a malária
Esforços necessários para melhorar a adesão à política nacional de controlo do paludismo

7 RECOMENDAÇÕES

À luz destes resultados sobre a gestão da malária, fazemos as seguintes recomendações, dirigidas respetivamente a :

-     **As autoridades sanitárias (Ministério da Saúde, PNLP, Direção Geral da Saúde, etc.).**

Saúde)

- Proporcionar cursos de formação/reciclagem ao pessoal sobre a gestão da malária (diagnóstico, clínica e tratamento).

- Prestadores de serviços de saúde:

- Sensibilizar o público para a necessidade de dormir sob redes mosquiteiras impregnadas de inseticida;

- Aderir e aplicar as directivas da política nacional de luta contra o paludismo

- Ao público

- Levar as crianças aos centros de saúde mais cedo.

- Limpeza dos espaços habitacionais.

- Dormir debaixo de uma rede mosquiteira.

- Concentrar-se na prevenção da malária, especialmente para crianças com menos de 5 anos e mulheres grávidas.

> Realização de um estudo de gota espessa versus teste de diagnóstico rápido (RDT)

> Controlo de qualidade das gotas espessas lidas no CSCOM ao nível do MRTC

REFERÊNCIAS BIBLIOGRÁFICAS :

1. **Robert V, Chippaux JP, Diomande L**. Le Paludisme en Afrique de 1 1 Ouest : ëtudes entomologiques et ëpidëmiologiques en zone rizicole et en milieu urbain. Edições IRD; 1991

2. **Oureiba A**. Evaluation du paludisme chez les enfants de 0 a 5 ans au CSCom de Kalifabougou (Kati). USTTB; These Med 2021

3. **Relatório Mundial sobre a Malária 2022**: são necessárias novas ferramentas para atingir os objectivos globais da malária | Target Malaria. [Citado em 12 de fevereiro de 2023].

4. **Sistema Local de Informação em Saúde - SLIS**. [Cite 12 fevr. 2023].

5. **Instituto Nacional de Estatística (INSTAT)**. Enquete Demographique et de Sante 2018 EDSM_VI. Bamako, Mali: Instituto Nacional de Estatística (INSTAT) Bamako, Mali; 2019

6. **Greenwood BM, Fidock DA, Kyle DE, Kappe SHI, Alonso PL, Collins FH, et al.** Série de revisão Malaria: progress, perils, and prospects for eradication. J Clin Invest. 2008 [citar 15 fev. 2023] ;118(4) :1266-76. Disponível em: http://www.jci.org

7. **World-malaria-report-2020-briefing-kit-fre**.

8. **Memória de África**: Generalidades sobre a malária. [Citado 16 Fev. 2023]. Disponível em: https://www.africmemoire.com

9. **AMOUSSOUVI.AAL** Etude comparative des résultats de la goutte épaisse faite a partir du sang capillaire et celle confectionneee sur du sang veineux au Centre Medical Saint Jean de Cotonou. [Bëшп] : UNIVERSITE D'ABOMEY-CALAVI ; EPAC/UAC ; [Cite 16 fevr. 2023]. Estes Med 2018

10. **Rema.R** Etude des perturbations hematologiques observeses au cours de la crise aigue du paludisme chez 1 enfant au service de pëdiatrie du Centre Hospitalier National Yalgado Ouedraogo (CHN-YO). 1998 ;

11. **Cox FE**. History of the discovery of the malaria parasites and their vectors (História da descoberta dos parasitas da malária e dos seus vectores). Parasit Vectors. 2010 [citar 25 fev. 2023] ;3(1) :5. Disponível em: /pmc/articles/PMC2825508/

12. **Dia Mundial da Malária**: OMS lança esforços para erradicar a malária em mais 25 países até 2025. [Citado em 17 de fevereiro de 2023]. Disponível em : https://www.who.int/fr

13. **Pierre Aubry, Bernard-Alex Gauzere**. Malária.pdf. [Citado em 26 de março de 2022]. Disponível em: http://medecinetropicale.free.fr/cours/paludisme.pdf

14. **Rogier C HMJF. Rogier C et al** Evaluation epidemiologique du paludisme en zone d'endëmie. Mëdecine Tropicale [Internet]. 2009 [citar 8 mars 2023] ;2(69) :123-42

15. **Doumbo O**. Epidëmiologie du paludisme au Mali: etude de la chloroquinoresistance, essai de stratëgie de controle basee sur l'utilisation de rideaux impregnes de permethrine associee au traitement systëmatique des acces fëbriles. http://www.theses.fr .1janv.1992[cite 17 fëvr. 2023] ; Disponível em: http://www.theses.fr/1992

16. **ANOFEL**, malária. 2021 - Pesquisa no Google [Internet]. [Citado em 5 fev. 2023]. Disponível em: https://www.google.com

17. **Deschamps S**. Etude de la diversite et de la crucialite des voies de synthese des phospholipides structuraux chez differentes especes de Plasmodium.1janv.2009 [cite 18 fevr. 2023] ; Disponível em: http://www.theses.fr/2009MON20260

18. **Rich SM, Leendertz FH, Xu G, LeBreton M, Djoko CF, Aminake MN, et al. A** origem da malária maligna. Proc Natl Acad Sci USA. 1 Set 2009 [citar 18 Fev 2023] ;106(35)

:14902-7.Disponível em: https://pubmed.ncbi.nlm.nih.gov

19. **Malária (ANOFEL)** Association Frangaise des Enseignants de Parasitologie et Mycologie 2014. [Citado em 17 de fevereiro de 2023]. Disponível em: https://fr.readkong.com

20. **Culleton R, Coban C, Zeyrek FY, Cravo P, Kaneko A, Randrianarivelojosia M, et al.** As origens do Plasmodium vivax africano; perspectivas a partir da sequenciação do genoma mitocondrial. *Plasmodium vivax*; insights from mitochondrial genome sequencing. PLoS One [Internet]. 14 Dez 2011 [citar 18 Fev 2023] ;6(12). Disponível em : https://pubmed.ncbi.nlm.nih.gov

21. **Howes RE, Battle KE, Mendis KN, Smith DL, Cibulskis RE, Baird JK, et al.** Epidemiologia global do Plasmodium vivax. Am J Trop Med Hyg. 2016 [citar 18 Fev. 2023] ;95(6 Suppl.) :15-34. Disponível em: https://pubmed.ncbi.nlm.nih.gov

22. **Amele Nyedzie WOTODJO**. Estudo da malária em adultos em duas aldeias do Senegal: Dielmo e Ndiop. [Cite 19 fevr 2023].

23. **Dia.S**, Epidemiologia da malária numa zona sudano-guineense do Mali, Kambila cercle de Kati. Universidade de Bamako, Faculdade de Medicina, Farmácia e Odonto-estomatologia. These Med 2011, 22p. [cite 1 fevr 2023] ;

24. **Kei'ta M. Baber N. Sogoba M. Maiga B. Diallo S.et al** (2014) Transmissão de malária transmitida por vectores numa aldeia nas margens do rio Níger e na sua aldeia piscatória (Kenieroba e Fourda, Mali). dezembro, Volume 107, Número 5, pp 356-368

25. **Diallo M, Sangare D, Diarra A, Camara D, Mariko R, Guidenarhd M, et al**. Estudo da dinâmica da população adulta *de Anopheles gambiae s.l.* e do polimorfismo alélico do gene TEP1 durante a transmissão da malária na comuna rural de Bancoumana, Mali. Rev Mali Infect Microbiol. 1 Abr 2017 [citar 19 Fev 2023] ;9(1) :48-55. Disponível em : https://doaj.org

26. **Sylla. D**: Comportamento trófico de Anopheles gambiae e outras espécies de mosquitos para diferentes hospedeiros em Selingue, Mali. [Mali]: FMOS; 2015 [cJЇё 12 de março de 2023]. Disponível em: https://www.bibliosante.ml

27. **OMS**. Malária. Disponível em   https://www.who.int/fr/news-room/fact-sheets/detail/malaria. Acedido em 25 de fevereiro de 2023.2021 Relatório

28. **Robert V, Boudin C**. Biology of human-mosquito transmission of plasmodium (Biologia da transmissão homem-mosquito do plasmódio). Parasitologia. Manuscrito n°2454a. 2002

29. **Kean BH, Reilly PC.** Malária - a mímica. Lições recentes de um grupo de viajantes civis. Am J Med. 1976 [cite 25 fev 2023] ;61(2) :159-64. Disponível em: https://pubmed.ncbi.nlm.nih.gov/782238/

30. **Madamet M.T**. Influência das condições ambientais no metabolismo do Plasmodium falciparum. Instituto de Medicina Tropical do Serviço de Saúde das Armas. IRBA Antenne de Marseille. 2010 -. [Cite 1 mars 2023].

31. **Eichner M, Diebner HH, Molineaux L, Collins WE, Jeffery GM, Dietz K.** Génese, sequestro e sobrevivência de gametócitos de Plasmodium falciparum: estimativas de parâmetros a partir da adaptação de um modelo a dados de malarioterapia. Trans R Soc Trop Med Hyg. 2001 [cite 1 mars 2023] ;95(5) :497-501. Disponível em: https://pubmed.ncbi.nlm.nih.gov/11706658/

32. **Ciclo de vida do Plasmodium** - Edição profissional do Manual MSD. [Cite 25 fevr.2023].   Disponível   em: https://www.merckmanuals.com/fr-

ca/professional/multimedia/figure/cycle-de- life-of-plasmodium

33. **Cranston HA**, Boylan CW, Carroll GL, Sutera SP, Williamson JR, Gluzman IY, et al. Plasmodium falciparum Maturation Abolishes Physiologic Red Cell Deformability. Science (1979). [Citado em 12 de março de 2023] ;223(4634) :400-3.
Disponível em: https://www.science.org/doi/10.1126/science.6362007

34. **AMBROISE THOMAS P., CARNEVALE P., FELIX H., MOUCHET J**. Malaria Encycl. Med. Chir (Paris), Maladies infectieuses 8089, 1984; p10 e p 20. [Cite 26 fevr 2023]
Disponível em : https://pubmed.ncbi.nlm.nih.gov/1327352/

35. Association Française des Enseignants de Parasitologie et Mycologie R ANOFEL ; 31 Aout ; 2008cour parasitologie ; 31Aout 2008

36. Associação Francesa dos Estudantes de Parasitologia e Micologia ANOFEL. Curso de Parasitologia 2014
http://campus.cerimes.fr/parasitologie/polyparasitologie.pdf ; 411(77) :21-24 ; [cite 10 mars 2023].

37. **Diawara AA.** Epidëmiologie clinique du paludisme grave chez les enfants de 06-59 mois a Bamako, Bandiagara et a Sikasso dans un contexte de mise a 6chelle des stratëgies de lutte... [BAMAKO]: FMOS; 2019 [екё 10 de março de 2023].
Disponível em : https://www.bibliosante.ml/handle/123456789/3677

38. **MARLENE ALVINE P.** Etude bibliographique des theses rëalisëes sur le paludisme a la FMPOS, de janvier 2007 a dëcembre 2008 -. [Bamako]: FMPOS; [екё 12 de março de 2023].

39. **OMS.** Module de formation a la lutte antipaludique: prise en charge du paludisme. 2014 [cË1ё 26 de março de 2023];
Disponível   em:
https://apps.who.mt/iris/bitstreamr/handle/10665/112845/9789242503975_fre.pdf

40. **MP Brenier-Pinchart, Pinel C, Grillot R, Ambroise-Thomas P.** Le diagnostic du paludisme dans les régions non endëmiques : valeur, limites et complëmentaritë des mëthodes actuelles. anofel.net. 2000 [ci^ 16 março 2023] ;3(58) :310-6

41. ™**Dejazmach Z, Alemu G, Yimer M, Tegegne B, Getaneh A**. Avaliação do desempenho dos testes de diagnóstico rápido da malária CareStart no noroeste da Etiópia: um estudo transversal. 2021 [екё 17 de março de 2023] ;
Disponível em: https://doi.org/10.1155/2021/7919984

42. **Incardona S, Serra-Casas E, Champouillon N, Nsanzabana C, Cunningham J, Gonzalez IJ.** Inquérito global sobre as práticas de venda, aquisição e verificação de lotes de testes de diagnóstico rápido da malária (RDT): avaliação da utilização do Programa de Avaliação de RDT da Malária da OMS-FIND (20112014). Malar J [Internet]. 15 de maio de 2017 [^1ё 17 de março de 2023] ;16(1):196.
Disponível em: /pmc/articles/PMC543307 8/

43. **Colin L, Mallie M, Bastide JM.** Diagnóstico rápido da malária através do teste de antigénios circulantes. Revue Frangaise des Laboratoires. 1 jan. 2000 ;2000(319) :59-64.

44. **M.P. Brenier-Pinchart, C. Pinel, R. Grillot, P. Ambroise-Thomas**. Diagnóstico da malária em regiões não endêmicas: valor, limitações e complicações dos métodos atuais. Ann Biol Clin. 5 de janeiro de 2000 [^Të 23 de abril de 2023]; 58: 310-5.
Disponível em : https://anofel.net/images/accreditation/bibliographie/palu abc.pdf

45. **CAVALLO JD, HERNANDEZ E, GEROME P, PLOITON N, DEBORD T, LE VAGUERESSE R.** Antigënëmie HRP-2 e malária Plasmodium falciparum importada: Comparação de ParaSight-F® e ICT malária P.®. Mëdecine tropicale. 1997 ;57(4) :353-6.

46. **Grobusch MP, Alpermann U, Schwenke S, Jelinek T, Warhurst DC.** Testes rápidos falso-positivos para a malária em doentes com fator reumatoide. Lancet. 23 Jan 1999 [citar 23 Abr 2023];353(9149):297. Disponível em : http://www.thelancet.com

47. **Lee N, Baker J, Andrews KT, Gatton ML, Bell D, Cheng Q, et al.** Effect of sequence variation in Plasmodium falciparum histidine-rich protein 2 on binding of specific monoclonal antibodies: Implications for rapid diagnostic tests for malaria. J Clin Microbiol. Ago 2006 [citar 23 Abr 2023] ;44(8) :2773-8.
Disponível em: https://journals.asm.org/doi/10.1128/JCM.02557-05

48. **Hance P, Garnotel E, De Pina JJ, Vedy S, Ragot C, Chadli M, et al.** Testes imunocromatográficos rápidos para a deteção da malária, princípios e estratégias de utilização. Med Trop. 2005 ;65 :389-93

49. **Minodier P.** Depistage du paludisme : tests rapides.J Pediatr Pueric.1 dec 2005;18(8) :386-8.

50. **Grobusch MP, Hanscheid T, Zoller T, Jelinek T, Burchard GD.** A deteção rápida do antigénio da malária por imunocromatografia não é fiável para a deteção de Plasmodium malariae e Plasmodium ovale. European Journal of Clinical Microbiology and Infectious Diseases. 2002 [citar 24 Abr 2023] ;21(11) :818-20.

51. **Rogier C, Henry M, tropicale JTM, 2009.** Evaluation epidemiologique du paludisme en zone d'endëmie. horizon.documentation.ird.fr. 2009 [citar 24 Abr. 2023] ;62(2) : 123-42.

52. **OMS.** Directrizes para o tratamento da malária. 16 de fevereiro de 2021 [Internet]. 2021 [citado 2023 maio 28]. p. 68

53. **TAPSOBA Serge Pascal.** Avaliação da aplicação das directrizes nacionais para o diagnóstico e tratamento da malária no centro hospitalar. [Burkina Faso] ; these phar 2013 [cited 2023 May 28].

54. **Pr. E. Pichard Pr MD.** les-anti-paludiques.pdf. 2003

55. **Ako A.** Evolução da resistência à sulfadoxina-pirimetamina e à cloroquina, e análise da complexidade das infecções por Plasmodium falciparum, Welch (1897) in. 2014 [citado 2023 Jun 9] ; https://hal.science/tel-02885141/

56. **Jaeger A, Sauder P, Kopferschmitt J, Flesch F.** Características clínicas e tratamento do envenenamento por medicamentos antimaláricos. Med Toxicol Adverse Drug Exp. 1987 [citado 2023 Jun 8] ;2(4) :242-73. https://pubmed.ncbi.nlm.nih.gov/3306266/

57. **Winstanley P, Coleman J, Maggs J, Breckenridge A, Park B.** The toxicity of amodiaquine and its principal metabolites towards mononuclear leucocytes and granulocyte/monocyte colony forming units. Br J Clin Pharmacol. 1990 [citado 2023 Jun 9] ;29(4) :479-85. https://pubmed.ncbi.nlm.nih.gov/2328196

58. **Kloprogge F, McGready R, Hanpithakpong W, Blessborn D, Day NPJ, White NJ, et al.** Relações Farmacocinéticas-Farmacodinâmicas da População de Lumefantrina e Desbutyl-Lumefantrina em Mulheres Grávidas com Malária Plasmodium falciparum Não Complicada na Fronteira Tailândia-Mianmar. Antimicrob Agents Chemother. 2015 Oct 1 [citado 2023 Jun 9] ;59(10) :6375-84. https://pubmed.ncbi.nlm.nih.gov/26239986/

59. **Sagara I, Beavogui AH, Zongo I, Soulama I, Borghini-Fuhrer I, Fofana B, et al.** Pironaridina-artesunato ou diidroartemisinina-piperaquina versus terapias actuais de primeira linha para o tratamento repetido da malária não complicada: um ensaio aleatório, multicêntrico, aberto, longitudinal, controlado, de fase 3b/4. Lancet. 2018 APR 7 [citado 2023 Jun 9] ;391(10128) :1378-90. https://pubmed.ncbi.nlm.nih.gov/29606364/

60. **Famanta A, Diakite M, Diawara SI, Diakite SA, Doumbia S, Traore K, et al.** Prevalência de malária materna, placentária e de baixo peso à nascença durante o trabalho de parto e *pós-parto* em пёгшгьат a Bamako (Mali). Cahiers d^tudes et de recherches francophones/Sante.20ll.lul 1 [citado 2023 Jun 9] ;21(1) :3-7. https://www.jle.com/fr

61. **Programa nacional de luta contra o paludismo** p. directivas nacionais de tomada a cargo dos casos de paludismo no Mali. Pnlp mali; 2020.

62. **Sundararaman SA, Odom John AR.** Prevenção da malária na gravidez: A ameaça da resistência à sulfadoxina-pirimetamina. Front Pediatr. 18 de agosto de 2022;10.

63. **Chotsiri P, White NJ, Tarning J.** Pharmacokinetic considerations in seasonal malaria chemoprevention [Considerações farmacocinéticas na quimioprevenção da malária sazonal]. Trends Parasitol. 1 de agosto de 2022 [citado 13 de junho de 2023] ;38(8) :673-82. Disponível em : https://pubmed.ncbi.nlm.nih.gov/35688778/

64. **Eastman RT, Fidock DA, Richard T.** Terapias combinadas à base de artemisinina: uma ferramenta vital nos esforços para eliminar a malária. Disponível em: http://www.gatesfoundation.org/Pages/home.aspx

66. **Fomba S**, Coulibaly C, Bamba, Toure F, Sangho H. Effet de la formation sur la qualité de la prise en charge des cas de paludisme dans les centres de sante de premier contact de la commune V de Bamako. Sciences de la Sante. 2018 [citado 28 Jul 2023] ;41(2). Disponível em: https://revuesciencestechniquesburkina.org/index.php/sciences_de_la_sante/article/view/691

67. **Kone C.** La Place du paludisme dans les consultations au centre de sante communautaire (CSCOM) de Bancoumana cercle de Kati, Mali. These Med 2020 [cite 29 Jul 2023]; Disponível em: https://www.bibliosante.ml/handle/123456789/3870

68. **Guindo.D** : Prise en charge du Paludisme chez les enfants de six a cinquante-neuf mois dans trois Cscom du district sanitaire de Kalabancoro 2020 . [Cite 31 Jul 2023]. These Med 2020 Disponível em : https://bibliosante.ml/handle/123456789/4181

69. **Sidibe I.** Etude de la conformite des prescriptions antipaludiques aux normes et directives du programme national de lutte contre le paludisme dans le centre de Sante de. These Phar 2019 [cite 3 aout 2023] ; Disponível em: https://bibliosante.ml/handle/123456789/4897

70. **Tagne Mekowa LL.** Paludisme : connaissances, pratiques de prévention et itineraries therapeutiques a Koulouba, Sogonafing et Point G (Bamako, mali). These Med 2021 [citado 3 Ago 2023]; Disponível em: https://www.bibliosante.ml/handle/123456789/4599

71. Instituto Nacional de Estatística (INSTAT), Programa Nacional de Luta contra o Paludismo (PNLP) e ICF. 2021. Enquete sur les Indicateurs du Paludisme au Mali 2021 Disponível em: https://www.dhsprogram.com

72. **Ndo C, Menze-Djantio B, Antonio-Nkondjio C.** Sensibilização, atitudes e prevenção da malária nas cidades de Douala e Yaoundé (Camarões). Parasit Vectors [Internet]. 20 Sep 2011];4(1):181. Disponível em: https://doi.org/10.1186/1756-3305-4-181

73. **Dolo A., Diallo M., Saye R., Konare A., Ouattara A., Poudiougo B., Kouyate B., Minta D., Doumbo OK.** (2010): "Problematique du diagnostic biologique du paludisme au Mali - Perspectives". Med Trop 2010; 70: 158-162.

Ficha de inquérito sobre a malária CSCOM Mekin-Sikoro

(Entrevista com o doente ou um familiar do doente)

Não.	Tipo de diagnóstico Registo de laboratório (GE, TDR)	Resultado diagnóstico	Prevenção da malária	Tratamento malária	Causa de malária
(1=GE, 2=TDR) 2=Não)	SP Data utilizado Data de início (1=positivo, se FE ? sintomas (1=Sim, Usado 2=negativo) (1=Sim,	DataM Data de início MILDA1=mosquito, de cuidados	2=Não)2=outro	tratamento recebido	

____

____

____

____

____

____

____

Técnica da gota espessa

Materiais necessários: Caixa de recolha de lâminas OMS, lâminas novas, vaccinostyl, álcool a 90°, solução de Giemsa, algodão, microscópio binocular, relógio, cronómetro, livro de registos, luvas de polivinil, aço higiénico, tabuleiro de coloração, tampão Tablet Ph = 7,2 (1 comprimido por litro de água).

Procedimento para a gota espessa

O EW foi efectuado com sangue retirado de um dos dedos da mão. O dedo foi desinfectado com uma compressa com álcool. Usando um vacinostyl de uso único, foi feita uma punção capilar na polpa do dedo desinfetado. A primeira gota ël̈ere uma ëHттёe com algodão seco. A segunda gota dëposëe no meio de uma lâmina com o ângulo de uma secondiëme lâmina, a dëfibrilação mëcanique a ël̈ë feita por movimentos circulares que partiam do centro a la përiphërie da lâmina de modo a ëtalerar o sangue num círculo de cerca de 1 cm diamëtre. As lâminas foram ël̈ë sëchëed à temperatura da sala de colheita, longe de poeira, luz solar e moscas. As lâminas foram coradas com corante de Giemsa 3% diluído em água tampão a Ph = 7,2 por 30 minutos, depois enxaguadas e secas.

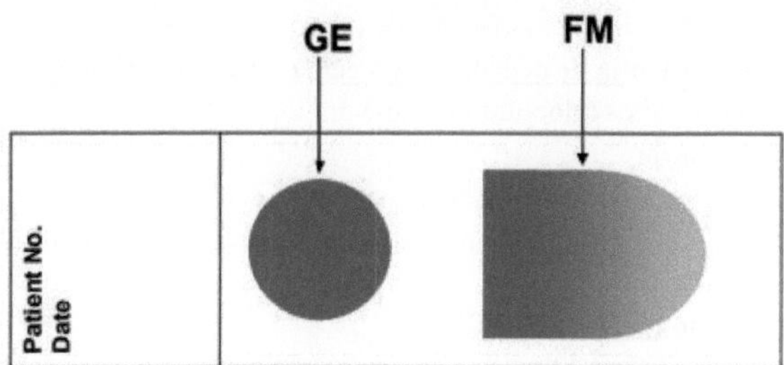

Figura 17: Fabrico do GE e do FM numa única lâmina porta-objectos

- Não é fixëe! O mëthanol utilizado para fixar o FM não deve tocar no GE
- Ausência de glóbulos vermelhos (Гузёз por água com coloração)
- Mais sensível do que os esfregaços para determinar a presença/ausência de parasitas
- иШ18ё para determinar a densidade do parasita na maioria dos casos.

Esfregaço fino :

Fazer o esfregaço fino

• O esfregaço deve ser efectuado com cuidado, de modo a garantir que seja utilizada apenas uma camada.

telemóvel.

• A coloração não deve conter depósitos de corantes susceptíveis de gerar

e pode causar erros.

• É analisada uma gota de sangue, utilizando uma segunda lâmina como suporte ou lamela.

• Colocar a extremidade da espátula 1 cm à frente da gota única, aproximá-la até tocar na gota, deixar derreter e espalhar.

• Retirar rapidamente o Etaleur para revelar uma cauda

• Espalhar as restantes 3 gotas de sangue num círculo com cerca de 1 cm de diâmetro, utilizando o canto da espátula.

• O esfregaço não deve ser demasiado espesso nem demasiado fino (deve ser possível ler as letras datilografadas através da película).

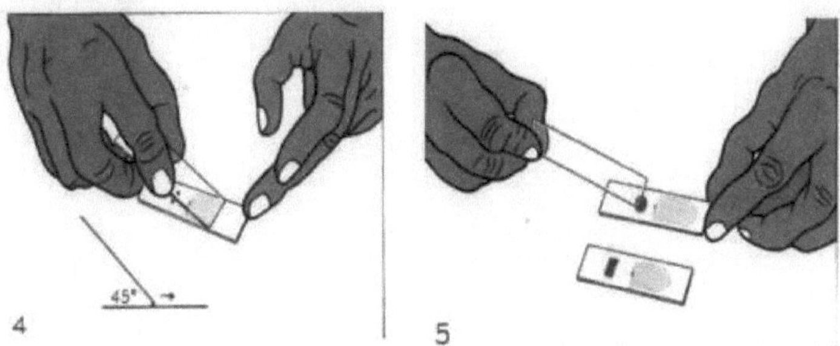

Figura 18: Fazer um esfregaço fino

• Um ëtaler primeiro e a 1 cm de distância do GE
• Fixë com etanol absoluto
• Presença de uma cauda
• Os glóbulos vermelhos estão intactos e a sua morfologia pode ser examinada.

71

- Especifique para determinar a morfologia do parasita

Determinação da parasitemia de acordo com o cálculo da OMS (2009) :

Consideremos 8000 leucócitos (glóbulos brancos) por microlitro:

8000 GB/pl = N parasitas/pl

Contagens de GB contagens de parasitas N parasitas/pl = 8000 x contagens de parasitas/contagens de GB **Exemplo**: 87 parasitas são contados para 504 GB N parasitas/pl = (8000 x 87) /504 = ... Parasitas/pl

Procedimento de funcionamento do TDR :

a)   Colocar o conteúdo da caixa paracheck Pf® à temperatura ambiente antes de o testar ao ar livre (se estiver guardado no frigorífico).

b)   Abrir a saqueta e retirar a cassete. Uma vez aberta a saqueta, a cassete deve ser utilizada imediatamente. Mas antes de a utilizar, verifique a cor do dessecante. Esta deve ser azul. Se se tornar incolor ou azul pálido, deitar fora e utilizar outro. A moldura de plástico do teste deve ser marcada com o nome ou o código do doente, a data e a hora exacta (hora e minuto).

c)   Limpar a área escolhida, ou o dedo (superfície palmar da ponta do 3º ou 4º dedo da prëfërence esquerda), ou o dedo grande do pé ou o calcanhar nos bebés, com um disco de algodão embebido em álcool. Em seguida, deixar secar durante alguns segundos (ou limpar com uma compressa seca) com a mão esquerda, pressionar firmemente a parte proximal do dedo limpo para estimular a circulação e utilizar um vaccinostyle esterilizado.

d)   Picar a zona escolhida com um movimento controlado. Com uma mão, apertar o dedo para extrair uma gota de sangue. Com a outra mão, segurar a pipeta no meio e colocar a pipeta em contacto com a superfície da gota de sangue: a quantidade certa de sangue (cerca de 5 pl) será recolhida pela ação da tensão superficial.

e)   Transferir o sangue assim colhido para a almofada de teste, para o orifício de amostragem A. Assim, pode obter-se uma amostra de sangue total de 5 ml ou pode também utilizar-se uma micropipeta para transferir 5 ml da amostra anti-coagulação ou da amostra obtida por picada no dedo para a almofada de teste, para o orifício de amostragem A.

f)   Homogeneizar a amostra de sangue anticoagulante, misturando suavemente. Colocar a ansa de amostra em contacto com a superfície da amostra de sangue contida no recipiente, assegurando que o sangue da ansa de amostra seja totalmente absorvido pelo tampão de ensaio. Deitar 6 gotas (300 pl) de tampão de lavagem no orifício de amostra B', segurando firmemente o conta-gotas de plástico. Após 15 minutos, ler os resultados.

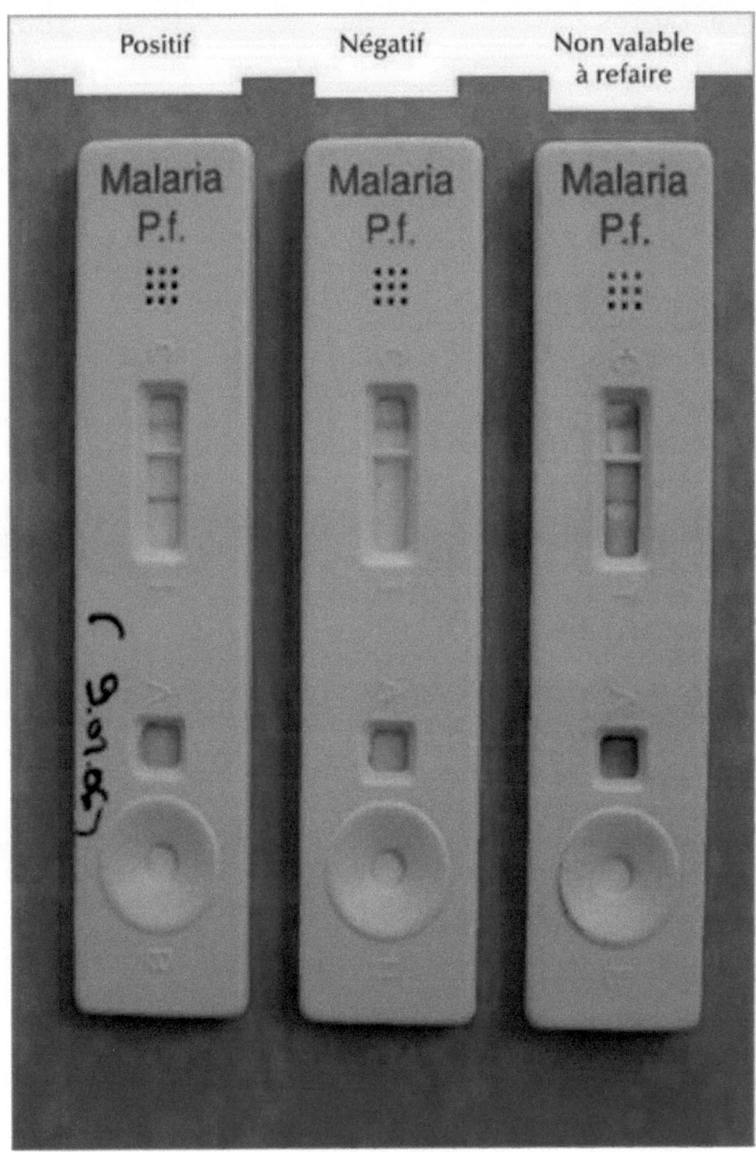

Figura 19: Resultados do RDT do *plasmodium falciparum.*

FICHA DE FACTOS

Nome completo: TRAORE Mahamadou

Nacionalidade^ : Maliano

Ano académico: 2022-2023

Diretor destes: Professeur Mahamadou Soumana SISSOKO

Data de defesa: 14 de novembro de 2023

Correio eletrónico : mahamadoutraore706@gmail.com

Número de telefone: 77647584

Título: Perfil epidemiológico do paludismo no Centro de Saúde Comunitário de Mëкт- Sikoro na Comuna I do distrito de Bamako

Sector de interesse: Saúde Pública, Epidemiologia, Parasitologia

Local de depósito: Biblioteca da Facu№ de Pharmacie de Bamako (TAPI I)

Rësumë

Introdução: A malária é uma doença parasitária, uma ëbrile e ërythrocytopathy hëmolytic causada pelo desenvolvimento e multiplicação em seres humanos de mosquitos Plasmodium. O objetivo deste estudo foi avaliar o manejo da malária na população de Mëкт-Sikoro em 2021.

Métodos: Este foi um ëtude transversal sobre o perfil ëpidëmiológico da malária em Mëкт-Sikoro na comuna I do distrito de Bamako. Notre ëtude, portant sur les registres de consultation et du laboratoire de 2021 et une enquete par interview de 234 personnes tout âge confondu rëalisëe en octobre 2022.

Resultados: No final deste estudo, observámos uma taxa de incidência de malária de 51,5% entre os doentes com CSCOM. Esta frequência variou de uma estação para outra com o número máximo de casos durante a estação das chuvas 58,2%. As crianças com idades compreendidas entre os 6 e os 15 anos sofreram mais de malária (57,4%). Os sinais clínicos mais frequentes foram a febre, cëfalos, vómitos e arrepios. A malária simples foi o tipo de doença mais frequente, 99,5%, em comparação com menos de 1% de malária grave. Os medicamentos antimaláricos injectáveis foram, no entanto, os mais prescritos 73,1%. O tratamento antimalárico foi correto em 21,2% dos casos. A utilização de redes mosquiteiras impregnadas de inseticida rondava os 66,5% e 31,1% das mulheres grávidas tinham recebido Sulfadoxina-Pirimetamina. Os doentes/prestadores de cuidados estavam conscientes de que a malária é transmitida por picadas de mosquito (77,5%).

Conclusão: A malária foi a causa mais frequente de consulta no CSCOM de Mekin-Sikoro. Esta frequência variou de uma estação para outra, com o maior número de casos no período de inverno (julho-outubro), com uma elevada suscetibilidade de casos em crianças dos 6 aos 15 anos. Os sinais clínicos mais frequentes foram febre, dor de cabeça, vómitos e arrepios. Bons conhecimentos sobre como prevenir a malária

Esforços necessários para melhorar a adesão à política nacional de controlo do paludismo

Palavras chave : Malária, epidemiologia, gestão

FORMULÁRIO DE NOTIFICAÇÃO

Apelido e nome próprio: TRAORE Mahamadou

Nacionalidade : Maliano

Ano académico : 2022-2023

Diretor da tese : Professor Mahamadou Soumana SISSOKO

Data da defesa : 14 de novembro de 2023

Correio eletrónico : mahamadoutraore706@gmail.com

Número de telefone : 77647584

Título: Perfil epidemiológico do paludismo no Centro de Saúde Comunitário de Mëкт-Sikoro no distrito de Commune I de Bamako

Sector de interesse: Saúde Pública, Epidemiologia, Parasitologia

Localização: Biblioteca da Faculdade de Farmácia

Resumo:

Introdução: O paludismo é uma doença parasitária, uma eritrotopatia febril e hemolizante devida ao desenvolvimento e multiplicação no homem de hematozoários do género Plasmodium. O objetivo deste trabalho foi avaliar a gestão da malária na população de Mbkin-Sikoro em 2021.

Métodos: Trata-se de um estudo transversal sobre o perfil epidemiológico do paludismo em Mbkin-Sikoro, na comuna I do distrito de Bamako. O nosso estudo, que abrangeu os registos de consultas e de laboratório de 2021 e um inquérito por entrevista a 234 pessoas de todas as idades realizado em outubro de 2022.

Resultados: No final deste estudo, observámos uma frequência de malária de 51,5% entre os doentes do CSCOM. Esta frequência variou de uma estação para outra com o número máximo de casos durante o inverno 58,2%. As crianças com idades compreendidas entre os 6 e os 15 anos sofreram mais de malária 57,4%. Os sinais clínicos mais comuns foram febre%, dor de cabeça%, vómitos% e calafrios%. A malária simples foi o fenótipo mais frequente, 99,5%, em comparação com menos de 1% de malária grave. No entanto, os antimaláricos injectáveis foram os mais prescritos 73,1%. O tratamento antipalúdico foi correto em 21,2% dos casos. A utilização de redes mosquiteiras tratadas com inseticida era de cerca de 66,5% e 31,1% das mulheres grávidas tinham recebido sulfadoxina-pirimetamina. Os doentes/acompanhantes sabiam que a malária é transmitida por picadas de mosquito em 77,5% dos casos.

Conclusão: A malária foi a causa mais frequente de consulta no CSCOM de Mëкт-Sikoro. Esta frequência variou de uma estação para outra, com o número máximo de casos no período de inverno (julho-outubro), com uma elevada suscetibilidade de casos em crianças com idades compreendidas entre os 6 e os 15 anos. Os sinais clínicos mais comuns foram febre, dor de cabeça, vómitos e arrepios. Bons conhecimentos sobre a prevenção da malária Esforços necessários para melhorar a adesão à política nacional de controlo do paludismo

Palavras-chave: Malária, epidemiologia, gestão

JURAMENTO DE GALENO

Juro na presença dos Mestres desta Faculdade, dos Conselheiros da Ordem dos Farmacêuticos e dos meus caros colegas estudantes.

Honrar aqueles que me ensinaram os preceitos da minha arte e mostrar-lhes a minha gratidão, mantendo-me fiel aos seus ensinamentos;

Exercer a minha profissão de forma conscienciosa no interesse da saúde pública, respeitando não só a legislação em vigor, mas também as regras de honra, probidade e desinteresse.

Nunca esquecer a minha responsabilidade e os meus deveres para com os doentes e a sua dignidade humana. Em caso algum aceitarei utilizar os meus conhecimentos e o meu estatuto para corromper os malfeitores e encorajar actos criminosos.

Respeitoso e grato aos meus professores, devolverei aos seus filhos a educação que recebi dos seus pais.

Que os homens me tenham em boa conta se eu cumprir as minhas promessas.

Que eu seja envergonhado e desprezado pelos meus colegas se não o fizer.

Juro!

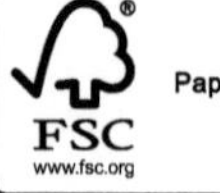

Printed by Books on Demand GmbH, Norderstedt / Germany